—2023年—

中国贝伐珠单抗抗肿瘤治疗应用现状研究报告

主编　高亦博

U0232915

中国健康传媒集团

中国医药科技出版社

内容提要

本书分引言、贝伐珠单抗临床应用经验回顾、贝伐珠单抗（安可达®）国内抗肿瘤治疗现状真实世界研究三个章节。引言介绍了研究背景和意义，阐述了贝伐珠单抗在我国肿瘤治疗领域的重要性。贝伐珠单抗临床应用经验回顾总结了贝伐珠单抗在国内外的获批历程以及指南推荐用法。贝伐珠单抗（安可达®）国内抗肿瘤治疗真实世界研究部分以国内销售额最大的贝伐珠单抗（安可达®）为研究对象，汇报了全国1600余家医院使用贝伐珠单抗（安可达®）患者的人口学及基线特征，用药模式，疗效及部分安全性数据。

本书仅为学术报告，旨在提供最新的科学数据和临床实践现状描述。本书内容不作为直接诊疗建议。

图书在版编目（CIP）数据

2023年中国贝伐珠单抗抗肿瘤治疗应用现状研究报告 / 高亦博主编. -- 北京：中国医药科技出版社，2025.1. -- ISBN 978-7-5214-4873-3

Ⅰ.R979.1

中国国家版本馆CIP数据核字第2024B7C050号

美术编辑　陈君杞
版式设计　南博文化

出版　**中国健康传媒集团**｜中国医药科技出版社
地址　北京市海淀区文慧园北路甲22号
邮编　100082
电话　发行：010-62227427　　邮购：010-62236938
网址　www.cmstp.com
规格　880×1230mm $^{1}/_{32}$
印张　4
字数　103千字
版次　2025年1月第1版
印次　2025年1月第1次印刷
印刷　北京盛通印刷股份有限公司
经销　全国各地新华书店
书号　ISBN 978-7-5214-4873-3
定价　**50.00元**

获取新书信息、投稿、为图书纠错，请扫码联系我们。

编 委 会

主　　编：高亦博（中国医学科学院肿瘤医院）

副 主 编：张艳桥（哈尔滨医科大学附属肿瘤医院）

　　　　　邢宝才（北京肿瘤医院）

　　　　　温　灏（复旦大学附属肿瘤医院）

执行主编：王鉴冰（北京协和医学院）

主编简介

　　高亦博，清华大学、北京协和医学院临床医学、肿瘤学博士，美国杜克大学医学中心访问学者。先后担任中国医学科学院肿瘤医院胸外科住院医师、主治医师、副研究员，现任中国医学科学院/北京协和医学院助理教授、研究员、博士生导师；国家癌症中心/国家恶性肿瘤临床医学研究中心转化医学实验室主任；国家癌症中心南方分中心/中国医学科学院肿瘤医院深圳医院中心实验室主任；深圳市肿瘤表观遗传和精准诊疗重点实验室主任。

　　高亦博教授作为项目负责人获得国家自然科学基金委员会优秀青年科学基金项目、科技部国家重点研发计划、深圳市杰出青年基础研究项目、深圳市重点实验室等重大项目资助，主要开展肺癌、食管癌、结直肠癌等肿瘤的基因组学、表观遗传与精准诊疗、临床大数据和真实世界研究。作为第一/通讯作者发表SCI论文60余篇，影响因子大于10分的16篇，包括遗传学顶刊Nature Genetics独立第一作者，肿瘤学顶级刊物Lancet Oncology独立通讯作者，Molecular Cancer（5篇），Nature子刊Nature Cancer，Nature Communications（3篇），总影响因子约680分，累计被引4400余次，单篇最高被引750次，ESI高被引论文3篇。授权国家发明专利40项。作为主要完成人获得国家科学技术进步二等奖、高等学校科学研究优秀成果奖科学技术进步一等奖。受邀担任财政部、科技部国家重点研发计划、国家自然科学基金青年/面上/地区重点/重大专项、国家留学基金管理委员会评审专家；*PNAS*，*Adv Sci*，*STTT*，*Int J Surg* 等 40 余个 SCI 期刊同行评阅专家；担任中国抗癌协会食管肿瘤整合康复专业委员会副主任委员、整合肿瘤学分会委员等国家级学术组织委员。获得北京市科技新星，中国抗癌协会青年科学家奖。

说明

  本书为贝伐珠单抗应用现状的学术调研报告，仅供学术研究和交流使用。本书内容不能作为直接的诊疗建议，或给予诊疗建议的直接依据。本书所针对的主要读者为肿瘤治疗及研究领域的医务工作者及研究人员，敬请患者及非医疗专业背景的从业者勿以本书内容为依据进行医疗决策或其他任何可能涉及个人及社会利益的活动及决策。感谢齐鲁制药有限公司、神州医疗科技股份有限公司以及所有参与本研究的医院对本项研究的大力支持。

前言

我国恶性肿瘤疾病负担目前仍处于高位且呈持续上升态势，全国癌症数据统计显示，2022年中国恶性肿瘤新发病例数约482万，占全球病例的24.1%，死亡病例257万例，占全球病例26.5%，均居于全球第一。相比2016年的新发病例406万，死亡病例241万，疾病负担持续增高。随着我国人口老龄化程度继续加深，恶性肿瘤发病率及死亡率将进一步升高，我国肿瘤防治面临严峻的挑战。

我国每年肿瘤相关医疗花费已超过2200亿元，其中肿瘤治疗药物具有重要地位。肿瘤治疗药物大致可以分为三类，化疗药物，靶向药物以及免疫治疗药物，现行版国家医保目录内的肿瘤治疗药物已达241种，随着临床医药科技进步，新型肿瘤治疗药物的研发，这一数字还在不断增加。在这繁杂的肿瘤治疗药物中，贝伐珠单抗是应用最广泛的靶向药物之一，具有适用癌种广泛，疗法复杂的特点。

贝伐珠单抗靶向肿瘤血管生成这一肿瘤细胞的标志性特征，适应症广泛。由于肿瘤细胞的高代谢需求，生长中的实体瘤依赖持续的血管生成来提供营养和氧气以及处理代谢废物，持续的血管生成是肿瘤细胞的标志性特征之一，血管内皮生长因子（VEGF），特别是VEGF-A，是诱导肿瘤血管生成的关键因子，在肿瘤生长，增殖，侵袭，转移和耐药性中起重要作用。贝伐珠单抗通过结合VEGF-A，阻断VEGF通路的激活，从而抑制肿瘤血管的生成。靶向血管生成这一肿瘤的共性特征让贝伐珠单抗具有较强的泛用性。贝伐珠单抗还可以作用于肿瘤微环境，削减免疫抑制状态，推动血管正常化进程，从而使药物更易于进入肿瘤内部，这一特点让贝伐珠单抗具有与其他疗法联合使用的潜力。贝伐珠单抗自2004年首次获批用于结直肠癌以来，现已在肿瘤治疗领域展现出了显著的疗效和广阔的应用前景。加用贝伐珠单抗在多项三期RCT中于结直肠癌、胶质母细胞瘤、肾细胞癌、上皮性卵巢癌、输卵管癌、原发性腹膜癌、非小细胞肺癌、肝细胞癌患者中展现出显著临床获益，目前贝伐珠单抗已经被FDA先后批准用于这些癌症的治疗。

贝伐珠单抗自2010年获批进入中国市场以来，现已被批准用于结直肠癌、非小细胞肺癌、胶质母细胞瘤、肝细胞癌、上皮性卵巢癌、输卵管癌、原发性腹膜癌以及宫颈癌的治疗，且联合治疗方案多样。随着贝伐珠单抗国内获批适应症的增加、国产仿制药的开发、医保政策的优化和药品单价下降，贝伐珠单抗的使用情况日益受到国内研究者关注。

为了深入了解贝伐珠单抗在国内的使用现状，本书在汇整了贝伐珠单抗国内外获批情况以及指南推荐的基础上，对国内贝伐珠单抗医保支付范围及市场现状进行了调研，目前贝伐珠单抗作为国家基本医保乙类药品，符合说明书批准的适应症均可通过医保报销。药物综合数据库的数据显示，2023年贝伐珠单抗市场已达101亿元，国产仿制药安可达®从2021年起一直占据我国贝伐珠单抗市场的最大份额。贝伐珠单抗现在被临床广泛接受，市场庞大，当前阶段是分析贝伐珠单抗真实世界应用情况的合适时间节点。

贝伐珠单抗药物疗效和安全性在RCT研究中已得到较好的验证，然而RCT研究往往在高度控制和理想的条件下进行，患者的入选通常具有严格的标准，用药条件限制严格，难以完全反映真实临床实践中的多样性和复杂性，结论难以外推。真实世界研究则能弥补这些不足。真实世界研究是指在真实医疗环境中，对实际诊疗过程中产生的数据进行收集、分析和评估的研究方法。真实世界研究不对患者做任何限制，也不做主观干预，所有数据均产生自临床医生根据患者病情的真实诊疗决策。真实世界研究能够展示更广泛患者群体中药物的实际应用情况，其结果外部有效性强，能够为临床决策提供更贴近实际的信息。当前阶段我国贝伐珠单抗用量庞大，具有大量的临床数据资源，通过真实世界研究描述在我国真实临床情景中贝伐珠单抗治疗的疗效和安全性，是对RCT研究结果的重要补充，可以较好地为临床医生的用药选择、相关临床研究的探索以及医保政策的制定提供来自真实临床情景的数据支持。

我国贝伐珠单抗获批及医保适应症广泛，临床应用场景复杂，需要大样本真实世界研究对这一复杂现状进行全面的描述。贝伐珠单抗联用方案复杂，可以与化疗药物、免疫治疗药物以及靶向治疗药物联合应用，且联用方案更新速度快。当前，贝伐珠单抗与化疗药物的组合已相对趋于成熟，被广泛应用于结直肠癌、非小细胞肺癌、胶质母细胞瘤、卵巢癌以及宫颈癌。贝伐珠单抗与免疫治疗的联用是当下的研究热点之一，已有三期随机对照试验（RCT）证实贝伐珠单抗联合免疫治疗在肺癌及肝癌中具有显著的临床获益。贝伐珠单抗与靶向治疗的联合在肺癌领域亦有所研究，但结果尚不明确。临床实践中患者的基础情况复杂，治疗时需要根据个体情况动态调整治疗方案，同时不同地区，不同医院的疗法选择可能存在不同的倾向性，同一疗法在不同医院亦可能由于剂量选择和配套支持的不同，表现出不同的疗效和安全性。故而分析我国临床实践中多样的联合治疗模式，需要通过一个覆盖范围广，样本代表性强的大样本真实世界研究完成。

为了全面评估我国的贝伐珠单抗的使用疗效及安全性，分析患者基线情况和疗法选择对疗效的影响。中国医学科学院肿瘤医院发起了贝伐珠单抗治疗不同恶性肿瘤患者的药物联合使用现状、疗效和安全性真实世界研究。本研究选择了 2021~2023 年在贝伐珠单抗市场销售额最大的贝伐珠单抗生物类似药安可达®为研究对象。本研究纳入了 30 个省、自治区及直辖市（除西藏、香港、澳门外所有省级行政单位）的 1600 多家医院在 2023 年 1 月 1 日至 2024 年 3 月 2 日期间使用安可达®的 101819 例患者，患者诊断包含结直肠癌、非小细胞肺癌、妇科肿瘤、肝癌、胶质母细胞瘤、乳腺癌、肾细胞癌、胃癌及胰腺癌。临床医生根据患者实际情况和用药方案填写 EDC 问卷，并上传脱敏后的病历图片，问卷字段经过严格规范，录入内容经第三方人员进行审查和抽样核实，研究数据具有较高的可靠性。本研究的主要终点为客观缓解率（ORR）以及特定不良反应的累计发生率。

本书中，我们力求全面、客观地反映贝伐珠单抗在国内的应用情况，帮助读者全面了解这一重要药物在临床应用中的角色和效能。我们衷心地感谢所有为本书编写提供支持的专家和同行，他们在各自领域的专业见解和宝贵经验，使得本书内容更加科学和富有实践性。希望本书能成为广大读者在肿瘤治疗领域的重要参考书，为提升临床治疗效果和推动相关研究进展做出积极的贡献。

高亦博

2024 年 11 月

目录

第一章

引言

第一节　研究背景介绍

全国癌症数据统计显示，2022年中国恶性肿瘤新发病例约为482.47万例[1]，相比2016年的406.40万例有所上升；有报道称随着年龄的增加恶性肿瘤的发病率和死亡率均呈现上升趋势，近年来我国人口老龄化程度逐步加深，肿瘤防控将面临更大的挑战[2]。

肿瘤细胞的标志性特征之一是持续的血管生成。肿瘤细胞增殖迅速、代谢旺盛、生命力顽强，对氧气和营养的需求远超于正常组织细胞。肿瘤的快速增殖导致组织缺氧，进而增加血管生成因子来刺激过度血管生成，新的血管促进氧气和营养物质的运输，支撑肿瘤细胞的存活、生长和增殖（图1-1）[6]。

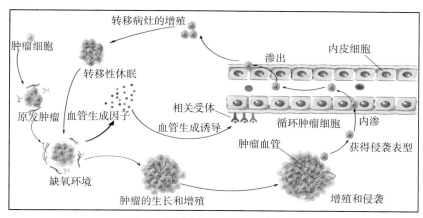

图1-1　通过血管生成促进癌症的进展

贝伐珠单抗是全球首款用于肿瘤抗血管生成治疗的药物。贝伐珠单抗是一种重组的人类单克隆免疫球蛋白（Ig）G抗体，可与VEGF-A的所有异构体和生物活性蛋白分解片段结合，VEGF-A对正常及肿瘤的血管生成极为重要。贝伐珠单抗通过抑制VEGF-A与VEGFR2结合介导的血管生成（图2-2），减缓了新血管的生长，诱导异常增殖血管的正常化，切断肿瘤细胞的氧气和营养供应，抑制肿瘤生长[7]。在与其他抗肿瘤药物联合应用时，贝伐珠单抗可以通过抑制无功能的肿瘤血管生成，促进肿瘤血管正常化，降低肿瘤间质的压力并影响血管通透性，增加到达肿瘤细胞的药物浓度，从而提高抗肿瘤药物的有效性[8]。

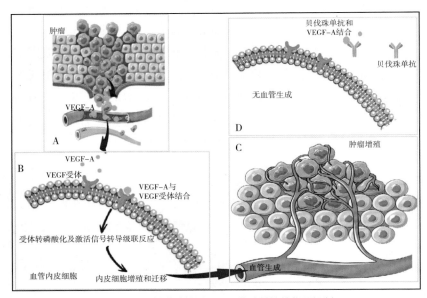

图1-2 血管生成的过程和贝伐珠单抗的作用机制

A：恶性肿瘤细胞分泌 VEGF-A；B：VEGF-A与其酪氨酸激酶受体（VEGFRs）结合，促进内皮细胞增殖和迁移；C：血管生成增加，维持肿瘤生长；D：贝伐珠单抗与VEGF-A结合，阻断其与受体结合，抑制血管生成[9]

此外，贝伐珠单抗联合PD-1/PD-L1阻断疗法目前被高度关注。研究发现，肿瘤微环境（TME）的异常会对PD-1/PD-L1阻断疗法的疗效产生负面影响。VEGF通过诱导血管异常增生、抑制抗原呈递和免疫效应细胞，增强调节性T细胞、骨髓源性免疫抑制细胞和肿瘤相关巨噬细胞的免疫抑制活性，驱动TME中的免疫抑制[10]。同时，免疫抑制细胞可以驱动血管生成，从而形成一个抑制抗肿瘤免疫的恶性循环[10, 11]。贝伐珠单抗与PD-1/PD-L1抑制剂联合应用时，贝伐珠单抗可以减少肿瘤及其微环境中VEGF介导的免疫抑制，并可能通过逆转VEGF介导的免疫抑制和促进T细胞在肿瘤中的浸润来增强抗PD-1和抗PD-L1免疫检查点抑制剂的疗效[12]。

贝伐珠单抗在2004年获得美国食品药品监督管理局（FDA）的批准，用于结直肠癌患者的治疗，并于2010年由我国药品监督管理局（NMPA）批准在中国应用于肿瘤患者的治疗。2019年我国的首款贝伐珠单抗仿制药获NMPA批准，随后，国家药品监督管理局药品审评中心发布了《贝伐珠单抗注射液生物类似药临床试验指导原则》，为我国贝伐珠单抗注射液生物类似药的临床研发提供了实际可参考的技术标准，我国贝伐珠单抗仿制药迎来快速增长期，仅2021年就有6款新的贝伐珠单抗仿制药得到了上市批准。至今，国内已有10款国产贝伐珠单抗注射液上市，另有2款仿制药正处于审批受理的阶段。

贝伐珠单抗自2010年获批进入中国后，于2017年首次医保国谈成功，价格大幅下降，为广大晚期转移性结直肠癌及晚期非鳞非小细胞肺癌患者降低了经济负担。随着国内贝伐珠单抗获批适应症增多、多种国产仿制药的上市，2021年国家医疗保障局将贝伐珠单抗从国谈品种变更为国家基本医保乙类药品，医保支付范围也相应扩大为：①转移性结直肠癌；②晚期、转移性或复发性非小细胞肺癌；③复发性胶质母细胞瘤；④肝细胞癌。2022年随着医保目录的更新，贝伐珠单抗的医保支付限制条件得以取消；按照《基本医疗保险用药管理暂行办法》的规定，只要患者的病情符合法定适应症范围，即可使用医保报销。这一改变推动了贝伐珠单抗的临床广泛使用，使更多符合适应症的患者受益。

随着全民医疗保障制度的推行，我国贝伐珠单抗单只价格持续降低且在逐步走向基层医院，其临床用量及可及性呈现上升趋势。2015年至2022年，贝伐珠单抗价格显著下降，原研药每毫克的平均价格从超过8美元降低至不足3美元，国产仿制药的平均价格更低，仅为原研药的74%[3]。以南京医院为例，在全民医保制度及国家药品集中采购实施后，贝伐珠单抗在三级医院的可及性从45%提高到85%，二级医院的可及性从33.33%提高到83.33%[4]。同时患者的负担大大降低，城市患者贝伐珠单抗的负担从2.86~4.36倍年人均可支配收入降低至0.31，农村患者贝伐珠单抗的负担从6.74~10.28倍年人均可支配收入降低至0.72[4]。随着贝伐珠单抗可及性提高，患者负担减小，贝伐珠单抗用量显著增加[5]。医保负担持续上升，2023年4月28日医保领域打击欺诈骗保专项整治将贝伐珠单抗纳入2022年医保结算费用排名靠前重点药品耗材名单。贝伐珠单抗目前临床应用广泛，医保负担大，充分调研贝伐珠单抗真实的临床应用情况，疗效以及安全性具有重大意义。

第二节　研究意义

截至本书撰写时间2024年5月，通过在中国临床试验注册中心及美国 Clinical Trial 网站进行"贝伐珠单抗"&"中国"关键词检索，最终检索出贝伐珠单抗相关临床试验582项（图1-3），2003年至2010年，即中国 NMPA 批准贝伐珠单抗上市前，共进行了17项研究。2010年之后贝伐珠单抗相关的临床试验逐渐增加，2019年国内首个贝伐珠单抗生物类似药获NMPA批准上市后，贝伐珠单抗的临床研究开始爆发式的增加。

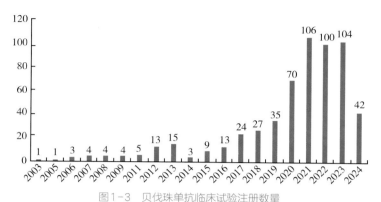

图1-3　贝伐珠单抗临床试验注册数量

注：基于Clinical Trial和中国临床试验注册网检索

据我们所知，目前仍缺少基于中国人群贝伐珠单抗使用情况的大规模真实世界研究汇报我国贝伐珠单抗的使用情况。在贝伐珠单抗临床可及性不断提高的背景下，越来越多的患者得以使用贝伐珠单抗进行抗肿瘤治疗。深入了解贝伐珠单抗在真实世界临床上的应用现状和在广泛人群中的疗效与安全性，对于优化临床应用指南，推广药物适应症，完善医保政策具有重要的参考意义。

第二章
贝伐珠单抗临床应用经验回顾

第一节　贝伐珠单抗的国内外获批历程

一、贝伐珠单抗国外获批历程

贝伐珠单抗在FDA的获批情况（图2-1）[13]：2004年被FDA首次批准并用于转移性结直肠癌患者的一线或二线治疗；2006年被批准用于晚期、转移性或复发性非小细胞肺癌患者的治疗；2008年获批转移性乳腺癌的适应症，但是在2011年FDA撤销该审批；2009年被批准用于复发性胶质母细胞瘤及转移性肾细胞癌两类肿瘤患者的治疗；2014年被批准为铂耐药的卵巢癌（包括卵巢上皮癌、输卵管癌及原发性腹膜癌）患者的二线治疗，同年批准贝伐珠单抗用于治疗持续性、复发性或转移性宫颈癌患者；2016年将铂敏感的卵巢癌（包括卵巢上皮癌、输卵管癌及原发性腹膜癌）患者的二线治疗纳入贝伐珠单抗适应症；2017年批准贝伐珠单抗联合阿替利珠单抗用于转移性、且无EGFR或ALK基因突变的非鳞非小细胞肺癌的一线治疗；2018年被批准用于晚期卵巢癌（包括卵巢上皮癌、输卵管癌及原发性腹膜癌）患者的一线治疗；2020年FDA批准贝伐珠单抗与阿替利珠单抗联合治疗既往未接受系统治疗的不可切除或转移性肝细胞癌患者。

　　贝伐珠单抗在EMA的获批情况（图2-1）[13]：2005年被EMA批准并用于转移性结直肠癌患者的治疗；2007年被批准用于晚期、转移性或复发性非小细胞肺癌及转移性乳腺癌的一线治疗；2008年贝伐珠单抗被批准用于晚期或转移性肾细胞癌治疗；2011年、2012年及2014年分别批准贝伐珠单抗用于晚期卵巢癌一线治疗、铂敏感的卵巢癌二线治疗以及铂耐药的卵巢癌二线治疗；2015年批准贝伐珠单抗用于治疗持续性、复发性或转移性宫颈癌患者；2017年批准贝

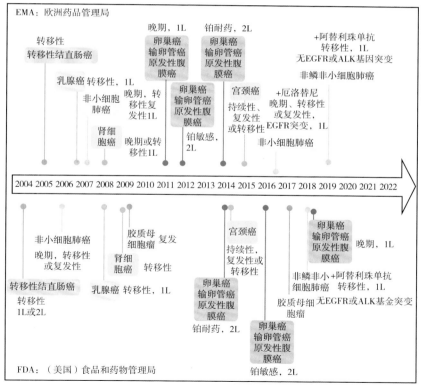

图2-1　贝伐珠单抗在FDA及EMA的批准时间表

　　缩略语注释：1L：一线治疗；2L：二线治疗；ALK：无性淋巴瘤激酶；EGFR：表皮生长因子受体

伐珠单抗联合厄洛替尼用于EGFR突变的晚期、转移性或复发性的非小细胞肺癌患者的一线治疗；2019年批准贝伐珠单抗联合阿替利珠单抗用于转移性、且无EGFR或ALK基因突变的非鳞非小细胞肺癌的一线治疗。

（一）转移性结直肠癌

贝伐珠单抗被批准用于转移性结直肠癌主要基于AVF2107g研究，这一Ⅲ期临床试验显示与单独使用化疗药物（伊立替康＋氟尿嘧啶＋亚叶酸钙）相比，在化疗方案中加入贝伐珠单抗，患者的中位无进展生存期（mPFS）（10.6月 vs 6.2月，$P < 0.001$）及中位总生存期（mOS）（20.3月 vs 15.6月，$P < 0.001$）均显著改善[14]。这一研究后续比较了贝伐珠单抗联合氟尿嘧啶＋亚叶酸钙方案和伊立替康＋氟尿嘧啶＋亚叶酸钙方案治疗转移性结直肠癌患者的疗效，结果显示联合贝伐珠单抗的患者的mPFS（8.8月 vs 6.8月，$P=0.419$）及mOS（18.3月 vs 15.1月，$P=0.252$）均未发现显著差异，两种方案均对转移性结直肠癌患者有效[15]。上述临床研究推动贝伐珠单抗被批准用于转移性结直肠癌患者治疗。

（二）非小细胞肺癌

非小细胞肺癌一线治疗的批准基于一项Ⅲ期临床试验，该研究纳入复发或晚期非小细胞肺癌患者，随机分配至单独化疗组（卡铂＋紫杉醇）和贝伐珠单抗联合化疗组，研究结果显示贝伐珠单抗联合化疗组的mPFS（6.2月）及mOS（12.3月）均显著高于单独化疗组的mPFS（4.5月，$P=0.003$）及mOS（10.3月，$P < 0.001$）[16]。JO25567和NEJ026为EGFR基因突变的非小细胞肺癌适应症的获批提出重要证据，研究显示，贝伐珠单抗联合厄洛替尼相比厄洛替尼单药治疗EGFR突变的非鳞非小细胞肺癌带来PFS的获益（JO25567：16.0月 vs 9.7月，$P=0.0015$；NEJ026：16.9月 vs 13.3月，

P=0.016）[17, 18]。

（三）转移性乳腺癌

Ⅲ期临床试验ECOG E2100研究比较了单独使用紫杉醇与紫杉醇联合贝伐珠单抗治疗转移性乳腺癌的有效性和安全性，研究结果表示，与单独使用紫杉醇相比，贝伐珠单抗联合紫杉醇显著延长患者的mPFS（11.8月 vs 5.9月，$P < 0.001$）并提高患者的客观缓解率（ORR：36.9% vs 21.2%，$P < 0.001$）[19]，这一研究推动了贝伐珠单抗用于转移性乳腺癌治疗的批准。

虽然在多项研究中，使用贝伐珠单抗可显著改善转移性乳腺癌患者的PFS，然而目前尚未发现联合使用贝伐珠单抗可以为患者带来显著的OS获益[20, 21]。基于对风险和效益平衡的评估，FDA于批准两年后撤销了贝伐珠单抗用于转移性乳腺癌患者的适应症，在欧盟及其他国家贝伐珠单抗仍然被批准用于转移性乳腺癌患者的治疗。

（四）肾细胞癌

贝伐珠单抗是第一个对晚期肾细胞癌显示出显著临床疗效的抗血管生成药物，Ⅲ期临床试验BO17705对比了干扰素 α-2a 和贝伐珠单抗联合干扰素 α-2a 的疗效，结果表明联合贝伐珠单抗组的mPFS（10.2月）显著高于干扰素 α-2a 单药（mPFS：5.4月，$P < 0.001$）[22]，该研究的结果支持了贝伐珠单抗联合干扰素 α-2a 作为转移性肾细胞癌患者的一线治疗，该结果在CALGB 90206研究中再次得到证实[23]。基于上述研究，贝伐珠单抗联合干扰素 α-2a 被批准用于肾细胞癌的一线治疗。

（五）胶质母细胞瘤

AVF3708g研究评估了贝伐珠单抗单药和贝伐珠单抗联合伊立

替康治疗复发性胶质母细胞瘤患者的疗效，联合用药组和单药组的 mOS 分别为8.7个月和9.2个月，mPFS 分别为5.6个月和4.2个月。Ⅲ期临床试验 EORTC 26101 发现在复发胶质母细胞瘤患者中与单独使用洛莫司汀相比，加用贝伐珠单抗获得显著的 mPFS 获益（4.2月 vs 1.5月，$P < 0.001$）[24]。基于上述结果，贝伐珠单抗在美国及其他国家被批准用于治疗复发性或进展期胶质母细胞瘤患者。

（六）卵巢癌、输卵管癌及原发性腹膜癌

贝伐珠单抗是第一个被批准用于治疗晚期卵巢癌、输卵管癌及原发性腹膜癌的靶向药物，与单纯的化疗相比，联合贝伐珠单抗可以延缓肿瘤的进展。批准贝伐珠单抗作为卵巢癌、输卵管癌及原发性腹膜癌一线治疗药物的关键证据是Ⅲ期临床试验 GOG-0218，该研究显示在行减瘤术后的晚期卵巢癌患者中，加入贝伐珠单抗带来显著的 mPFS 获益（14.1月 vs 10.3月，$P < 0.001$）[25]。后续多项Ⅲ期临床试验（AVF4095g、GOG-0213、AURELIA）证明在铂敏感[26-28]和铂耐药[29]复发性卵巢癌中加用贝伐珠单抗显著改善了 PFS，这些研究促进了贝伐珠单抗在卵巢癌、输卵管癌及原发性腹膜癌的复发治疗中的获批。

（七）宫颈癌

贝伐珠单抗是宫颈癌系统性治疗的重大突破性药物，已被多项国内外指南推荐为标准治疗[30-32]。宫颈癌获批的关键证据是 GOG-0240，一项针对晚期宫颈癌的Ⅲ期临床试验，研究表明，与单独使用紫杉醇和顺铂或紫杉醇和拓扑替康相比，加用贝伐珠单抗显著延长患者的 mOS（16.8月 vs13.3月，P=0.007）[33, 34]。

（八）肝细胞癌

2020年，基于 IMbrave150 研究中贝伐珠单抗联合阿替利珠单抗相较索拉非尼单药治疗显著延长了 OS 和 PFS[35]，故贝伐珠单抗联合阿替利珠单抗被批准用于不可切除肝细胞癌的一线治疗。IMbrave150 研究是一项全球性、多中心的 III 期临床试验，该研究结果表示，使用贝伐珠单抗联合阿替利珠单抗组的 12 个月的总生存率为 67.2%，高于索拉非尼组的 54.6%；mPFS 分别为 6.8 个月和4.3 个月（$P < 0.001$）[35]。对 IMbrave150 研究人群继续随访 12 个月后，贝伐珠单抗联合阿替利珠单抗组的患者的 mOS 为 19.2 个月，索拉非尼组为 13.4 个月（$P < 0.001$）；mPFS 分别为 6.9 个月和 4.3 个月（$P < 0.001$）[36]。

二、贝伐珠单抗中国获批历程

贝伐珠单抗原研药从 2004 年首次获批至 2023 年 4 月 19 日最新的说明书更新，在近 20 年的时间全球共批准 8 个适应症，其中在中国已经批准 6 个适应症，包括转移性结直肠癌、晚期、转移性或复发性非小细胞肺癌（非鳞状非小细胞肺癌），复发性胶质母细胞瘤，肝细胞癌，上皮性卵巢癌、输卵管癌或原发性腹膜癌，以及宫颈癌。

（一）转移性结直肠癌（中国批准时间：2010 年）

贝伐珠单抗一线治疗转移性结直肠癌的中国注册临床研究是 2007 年 7 月至 2009 年 6 月开展的一项多中心 III 期临床试验（BO20696）[37]。该研究对比了贝伐珠单抗联合 mIFL（伊立替康 + 亚叶酸钙 +5–Fu）方案与不联合贝伐珠单抗的 mIFL 方案治疗转移性结直肠癌患者的有效性和安全性，研究结果显示，在 mIFL 方案中加入贝伐珠单抗可以显著提高患者的 mPFS（4.2 月 vs. 8.3 月，$P < 0.001$）mOS（13.4 月 vs. 18.7 月，$P=0.014$）以及客观缓解率（17.2% vs. 35.3%，$P=0.013$）。安全性分析表明，在化疗基础上加

用贝伐珠单抗，患者耐受性较好，化疗相关不良反应发生率轻度增加，未发现不可预知的不良反应。

（二）晚期、转移性或复发非小细胞肺癌（中国批准时间：2015年）

贝伐珠单抗联合铂类药物在中国的晚期、转移性或复发性非小细胞肺癌患者一线治疗的疗效在一项Ⅲ期临床试验中得到探究（YO25404）[38]。研究纳入2011年5月至2012年5月在中国多中心就诊符合入排标准的非小细胞肺癌患者，比较了贝伐珠单抗联合CP（卡铂＋紫杉醇）方案和安慰剂加CP方案的疗效，贝伐珠单抗联合CP方案相比安慰剂组显著延长患者的mPFS（9.2月 vs. 6.5月，$P < 0.001$）mOS（24.3月 vs.17.7月，$P=0.015$）以及ORR（54.4% vs. 26.3%，$P < 0.001$）。安全性结果与全球研究相似，未发现新的不良反应，患者耐受性良好。

（三）胶质母细胞瘤（中国批准时间：2020年）

一项多国进行的临床Ⅲ期研究试验（EORTC 26101）比较了在标准化放疗后胶质母细胞瘤首次进展时接受洛莫司汀治疗的胶质母细胞瘤患者（单药组）和接受洛莫司汀联合贝伐珠单抗联合治疗的患者（联合组）的疗效和安全性。研究结果中，联合组的mOS为9.1月，单药组为8.6月（$P=0.65$）。联合治疗组的mPFS比单一治疗组长2.7个月（4.2月 vs. 1.5月，$P < 0.001$）；安全性结果中，在洛莫司汀的基础上增加贝伐珠单抗，既不影响健康相关的生活质量，也不影响神经认知功能[24]。NMPA综合评估后批准贝伐珠单抗用于复发性胶质母细胞瘤的治疗。

（四）肝细胞癌（中国批准时间：2021年）

基于全球性Ⅲ期研究（IMbrave150）[35]，阿替利珠单抗联合贝伐珠单抗的mOS和mPFS优于索拉非尼，最终推动多国批准该联合方案用于肝细胞癌的治疗。中国患者的亚组结果显示阿替利珠联合贝伐珠单抗相比单用索拉非尼显著延长患者的OS（HR 0.44，95% CI 0.25~0.76）和PFS（HR 0.60，95% CI 0.40~0.90）[39]。

（五）上皮性卵巢癌、输卵管癌或原发性腹膜癌（中国批准时间：2021年）

一项在中国上皮性卵巢癌、输卵管癌及原发性腹膜癌患者中开展的Ⅲ期临床研究，比较了使用贝伐珠单抗联合紫杉醇＋卡铂方案和安慰剂加紫杉醇＋卡铂方案的疗效，联合贝伐珠单抗组的mPFS显著延长（22.6月 vs. 12.3月，$P < 0.001$）[40]。

（六）宫颈癌（中国批准时间：2021年）

中国在2021年批准贝伐珠单抗用于宫颈癌主要参照前文提到的GOG-024研究[33, 34]。

第二节　贝伐珠单抗在各癌种中的指南推荐

贝伐珠单抗已在国内外多个指南被推荐用于结直肠癌、非小细胞肺癌、肝细胞癌、胶质母细胞瘤、宫颈癌、卵巢癌/输卵管癌/腹膜癌、乳腺癌以及肾细胞癌等，此处将以中华人民共和国国家卫生健康委员会（以下简称卫健委）印发的肿瘤相关病种诊疗指南、CSCO指南、美国NCCN指南以及欧洲ESMO等相关指南为代表分别介绍贝伐珠单抗在不同肿瘤治疗中的推荐方案。

一、贝伐珠单抗应用于结直肠癌的指南推荐

2024 CSCO结直肠癌指南推荐[41]：①不可切除非转移性结肠癌患者中，对于可能转化的患者，化疗联合贝伐珠单抗可以改善患者预后，如果联合贝伐珠单抗治疗，则最后一次治疗与手术间隔至少

6 周，术后如果继续使用贝伐珠单抗应在术后 6~8 周再重新开始（Ⅰ级推荐）；②初始不可切除转移性结直肠癌，潜在可切除患者中，贝伐珠单抗联合高反应率化疗（FOLFIRI、FOLFOX、CAPEOX、FOLFOXIRI）方案可用于 RAS 和 BRAF 均野生型结直肠癌（右侧结直肠癌Ⅰ级推荐，左侧Ⅱ级推荐）及 RAS 或 BRAF 突变型结直肠癌患者的治疗（Ⅱ级推荐）；③初始不可切除转移性结直肠癌患者中，贝伐珠单抗联合以奥沙利铂为基础的化疗或以伊立替康为基础的化疗被推荐用于除 MSI-H/dMMR 外的适合强烈治疗患者一线治疗（Ⅰ级推荐或Ⅱ级推荐），贝伐珠单抗联合氟尿嘧啶类单药（Ⅰ级推荐）、减量的高反应率两药化疗方案（RAS 或 BRAF 突变型患者中Ⅱ类推荐）或曲氟尿苷替匹嘧啶（TAS-102）（Ⅲ级推荐）被推荐用于除 MSI-H/dMMR 外不适合强烈治疗的患者的一线治疗；④接受姑息性二线治疗的转移性结直肠癌患者，除一线未使用免疫治疗的患者推荐免疫治疗外，其余患者若一线采用化疗联合贝伐珠单抗，二线可考虑更换化疗方案继续联用贝伐珠单抗进行治疗（Ⅰ级推荐）⑤贝伐珠单抗联合 TAS-102 可用于已接受过奥沙利铂和伊立替康治疗的 MSS 或 MSI-L/pMMR 转移性结直肠癌患者的姑息性三线治疗（Ⅱ级推荐）。

2024 年 NCCN 结肠癌、直肠癌指南推荐（若无特殊说明，所有推荐均为 2A 类）[42, 43]：①贝伐珠单抗可联合化疗方案（FOLFIRI、FOLFOX、CAPEOX、FOLFIRINOX）用于 pMMR/MSS 不可切除的伴肝和/或肺转移的结肠/直肠癌患者的初始治疗；②pMMR/MSS 不可切除的异时性转移性结肠/直肠癌患者，如过去 12 个月内使用了 FOLFOX 或 CAPEOX，则优先推荐 FOLFIRI 或伊立替康联合贝伐珠单抗；③pMMR/MSS 或不适用于免疫治疗的 dMMR/MSI-H 或 POLE/POLD1 突变适合强化治疗的患者，一线治疗建议接受高反应率化疗方案（FOLFIRI、FOLFOX、CAPEOX、FOLFIRINOX）联合贝伐珠单抗进行治疗直至疾病进展；对于不适用于强化治疗的患者建议接受5-FU联合亚叶酸钙联合贝伐珠单抗治疗，或卡培他滨联合贝伐珠单抗治疗；④pMMR/MSS、不适用于免疫治疗的dMMR/MSI-H或POLE/POLD1突变的患者，二线治疗（如图2-2）推荐使用贝伐珠单抗联合一线治疗中未使用过的化疗方案；三线治疗推荐使用一线和二线未使用过的化疗方案联合贝伐珠单抗。

2023年ESMO转移性结直肠癌指南推荐[44]：①对于潜在可切除的RAS突变的转移性右半结肠癌患者，视患者耐受性，FOLFOXIRI或双联细胞毒性药物联合贝伐珠单抗是最优选择（Ⅱ，A）；②不可切除的转移性结直肠癌患者一线治疗（如图2-3）：除dMMR/MSI-H的患者外，均可推荐使用贝伐珠单抗联合不同化疗方案用于转移性结直肠癌的一线治疗及维持治疗，直至疾病进展；③一线使用贝伐珠单抗联合以奥沙利铂为基础的化疗至少4个月后未进展的患者，可以考虑使用5-Fu联合贝伐珠单抗进行维持治疗（Ⅰ，B）；④不可切除的转移性结直肠癌患者二线治疗：任何一线治疗方案进展后均可使用抗血管生成药物联合化疗进行二线治疗（Ⅰ，A）。

二、贝伐珠单抗应用于非小细胞肺癌的指南推荐

2024 CSCO非小细胞肺癌指南推荐[45]：①EGFR敏感突变的NSCLC患者中：厄洛替尼联合贝伐珠单抗治疗或含铂双药化疗联合贝伐珠单抗被推荐用于Ⅳ期EGFR敏感突变患者的一线治疗（Ⅱ级推荐）；含铂双药化疗联合贝伐珠单抗被推荐用于EGFR敏感突变耐药后再次活检T790M阴性或三代TKI失败后患者的治疗（Ⅰ级推荐）；含铂双药化疗联合贝伐珠单抗仍可被推荐用于EGFR敏感突变耐药后再次检查T790M阳性患者的治疗（Ⅱ级推荐）；单药化疗联合贝伐珠单抗被推荐用于EGFR敏感突变靶

National Comprehensive Cancer Network®

NCCN Guidelines Version 2.2024
Colon Cancer

CONTINUUM OF CARE · SYSTEMIC THERAPY FOR ADVANCED OR METASTATIC DISEASE[a,o]

pMMR/MSS (or dMMR/MSI-H or POLE/POLD1 mutation that is ineligible for or progressed on checkpoint inhibitor immunotherapy)

SECOND-LINE AND SUBSEQUENT THERAPY OPTIONS (if not previously given)[c,p]

Previous oxaliplatin-based therapy without irinotecan	Previous therapy with oxaliplatin and irinotecan	Biomarker-directed therapy
• FOLFIRI[j] or irinotecan[j] • FOLFIRI[j] + (bevacizumab[e,q] [preferred] or ziv-aflibercept[q,r] or ramucirumab[q,r]) • Irinotecan[j] + (bevacizumab[e,q] [preferred] or ziv-aflibercept[q,r] or ramucirumab[q,r]) • If KRAS/NRAS/BRAF WT[h]: 　▸ FOLFIRI[j] + (cetuximab or panitumumab)[f,s] 　▸ (Cetuximab or panitumumab)[f,s] ± irinotecan[j] • Biomarker-directed therapy (see Biomarker-directed therapy)	• If KRAS/NRAS/BRAF WT[h]: 　▸ (Cetuximab or panitumumab)[f,s] ± irinotecan[j] • Biomarker-directed therapy (see Biomarker-directed therapy) • For disease that has progressed through all available regimens: 　▸ Fruquintinib 　▸ Regorafenib 　▸ Trifluridine + tipiracil ± bevacizumab[e] (bevacizumab combo preferred) • Best supportive care (NCCN Guidelines for Palliative Care)	• BRAF V600E mutation positive[t] 　▸ Encorafenib + (cetuximab or panitumumab)[t] • HER2-amplified and RAS and BRAF WT[t] 　▸ (Trastuzumab[t] + [pertuzumab or lapatinib or tucatinib])[m] • HER2-amplified (IHC 3+)[t] 　▸ Fam-trastuzumab deruxtecan-nxki[u] • KRAS G12C mutation positive[t] 　▸ (Sotorasib or adagrasib)[t] + (cetuximab or panitumumab) • NTRK gene fusion-positive 　▸ Entrectinib or larotrectinib • RET gene fusion-positive 　▸ Selpercatinib

Previous irinotecan-based therapy without oxaliplatin	Previous therapy without oxaliplatin or irinotecan	
• FOLFOX[d] or CAPEOX[d] • FOLFOX[d] + bevacizumab[e] • CAPEOX[d] + bevacizumab[e] • If KRAS/NRAS/BRAF WT[h]: 　▸ FOLFOX[d] + (cetuximab or panitumumab)[f] 　▸ CAPEOX[d] + (cetuximab or panitumumab)[f] 　▸ (Cetuximab or panitumumab)[f,s] ± irinotecan[j] • Biomarker-directed therapy (see Biomarker-directed therapy)	• FOLFOX[d] or CAPEOX[d] • (FOLFOX or CAPEOX)[d] + bevacizumab[e] • FOLFIRI[j] or irinotecan[j] • (FOLFIRI or irinotecan)[j] + (bevacizumab[q,l] or ramucirumab[q,r]) [preferred] or ziv-aflibercept[q,r] or ramucirumab[q,r]) • Irinotecan[j] + oxaliplatin[d] ± bevacizumab[e] • FOLFIRINOX[d,k] ± bevacizumab[e] • If KRAS/NRAS/BRAF WT[h]: 　▸ FOLFIRI[h] + (cetuximab or panitumumab)[f,s] 　▸ (Cetuximab or panitumumab)[f,s] ± irinotecan[j] • Biomarker-directed therapy (see Biomarker-directed therapy)	

Note: All recommendations are category 2A unless otherwise indicated.
Clinical Trials: NCCN believes that the best management of any patient with cancer is in a clinical trial. Participation in clinical trials is especially encouraged.

图2-2　pMMR/MSS患者二线及后线治疗方案

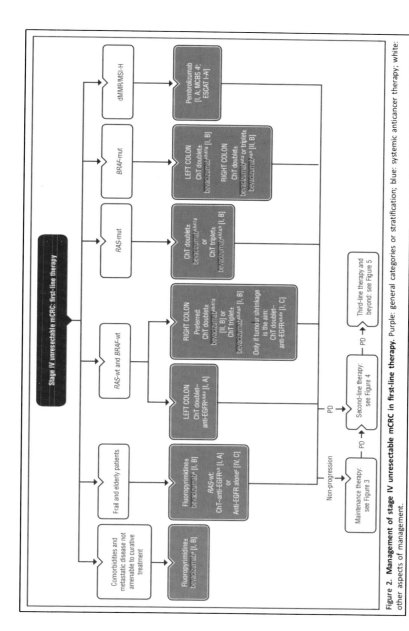

Figure 2. Management of stage IV unresectable mCRC in first-line therapy. Purple: general categories or stratification; blue: systemic anticancer therapy; white: other aspects of management.

图2-3　不可切除的转移性结直肠癌一线治疗方案

向及含铂双药失败后患者的治疗（Ⅱ级推荐）；②ALK 融合阳性的 NSCLC 患者中：含铂双药化疗联合贝伐珠单抗被推荐用于Ⅳ期 ALK 融合患者的一线治疗（Ⅱ级推荐）；含铂双药化疗联合贝伐珠单抗也被推荐用于广泛进展的Ⅳ期 ALK 融合患者靶向后线治疗（Ⅱ级推荐）；单药化疗联合贝伐珠单抗被推荐用于Ⅳ期 ALK 融合靶向及含铂双药失败后且 PS=0-2 患者的治疗（Ⅱ级推荐）；③ROS1 融合阳性的 NSCLC 患者中：含铂双药化疗联合贝伐珠单抗被推荐用于Ⅳ期 ROS1 融合患者的一线治疗（Ⅰ级推荐）；含铂双药化疗联合贝伐珠单抗被推荐用于广泛进展的Ⅳ期 ROS1 融合患者的二线治疗（Ⅰ级推荐）；单药化疗或联合贝伐珠单抗被推荐用于Ⅳ期 ROS1 融合且 PS=0-2 患者的三线治疗（Ⅱ级推荐）；④无驱动基因的 NSCLC 患者中，贝伐珠单抗联合含铂双药化疗＋贝伐珠单抗（Ⅰ级推荐）或紫杉醇＋卡铂＋贝伐珠单抗联合阿替利珠单抗（Ⅱ级推荐）被推荐用于Ⅳ期无驱动基因、非鳞癌且 PS=0-1 患者的一线治疗

2024 年 NCCN 非小细胞肺癌指南推荐（若无特殊说明，所有推荐均为 2A 类）[46]：①对于 EGFR 第 19 外显子缺失或第 21 外显子 L858R 突变的 NSCLC 患者，贝伐珠单抗联合厄洛替尼作为可选择的联合治疗方案；阿法替尼/吉非替尼/达可替尼、厄洛替尼单药或联合治疗进展后，若 T790M 阴性，可选择厄洛替尼联合贝伐珠单抗治疗；②针对 PD-L1 ≥ 50% 或 PD-L1 ≥ 1%~49% 的非鳞 NSCLC 的患者（PS=0-2），一线治疗推荐使用贝伐珠单抗联合卡铂＋紫杉醇＋阿替利珠单抗（1 类）；这类患者后续的维持治疗可选择贝伐珠单抗联合阿替利珠单抗（1 类）；③晚期转移性非鳞 NSCLC（PS 0-1）（图 2-4）无 PD-1 或 PD-L1 抑制剂禁忌证的患者，推荐使用贝伐珠单抗联合卡铂＋紫杉醇＋阿替利珠单抗治疗（1 类）；有 PD-1 或 PD-L1 抑制剂禁忌证的患者，推荐可使用贝伐珠单抗联合含铂双药化疗进行治疗

NCCN Guidelines Index
Table of Contents
Discussion

National Comprehensive Cancer Network®

NCCN Guidelines Version 5.2024
Non-Small Cell Lung Cancer

SYSTEMIC THERAPY FOR ADVANCED OR METASTATIC DISEASE[a,b,c]

ADENOCARCINOMA, LARGE CELL, NSCLC NOS (PS 0–1)

No contraindications to PD-1 or PD-L1 inhibitors[d]

Preferred
- Pembrolizumab/carboplatin/pemetrexed (category 1)[1,2,e]
- Pembrolizumab/cisplatin/pemetrexed (category 1)[2,e]
- Cemiplimab-rwlc/pemetrexed/(carboplatin or cisplatin) (category 1)[7,e]

Other Recommended
- Atezolizumab/carboplatin/paclitaxel/bevacizumab[e] (category 1)[3,f,g,h,i]
- Atezolizumab/carboplatin/albumin-bound paclitaxel[4,e]
- Nivolumab/ipilimumab[5,e]
- Nivolumab/ipilimumab/pemetrexed/(carboplatin or cisplatin) (category 1)[6,e]
- Cemiplimab-rwlc/paclitaxel/(carboplatin or cisplatin) (category 1)[7,e]
- Tremelimumab-actl/durvalumab/carboplatin/albumin-bound paclitaxel[8,e] (category 1)
- Tremelimumab-actl/durvalumab/(carboplatin or cisplatin)/pemetrexed[8,e] (category 1)

Contraindications to PD-1 or PD-L1 inhibitors[d]

Useful in Certain Circumstances
- Bevacizumab[f]/carboplatin/paclitaxel (category 1)[9,g,h,i]
- Bevacizumab[f]/carboplatin/pemetrexed[9,10,g,h,i]
- Bevacizumab[f]/cisplatin/pemetrexed[11,g,h,i]
- Carboplatin-combination therapy (category 1)
  - ▶ Combination options include: albumin-bound paclitaxel[12] docetaxel,[13] etoposide,[14,15] gemcitabine,[16] paclitaxel,[17] or pemetrexed[18]
- Cisplatin-combination therapy (category 1)
  - ▶ Combinations options include: docetaxel,[13] etoposide,[19] gemcitabine,[17,20] paclitaxel,[21] or pemetrexed[20]
- Gemcitabine/docetaxel (category 1)[22]
- Gemcitabine/vinorelbine (category 1)[23]

ADENOCARCINOMA, LARGE CELL, NSCLC NOS (PS 2)

Preferred
- Carboplatin/pemetrexed[18]

Other Recommended
- Carboplatin/albumin-bound paclitaxel[25,26]
- Carboplatin/docetaxel[13]
- Carboplatin/etoposide[14,15]
- Carboplatin/gemcitabine[16]
- Carboplatin/paclitaxel[17]

Useful in Certain Circumstances
- Albumin-bound paclitaxel[24]
- Docetaxel[27,28]
- Gemcitabine[29-31]
- Gemcitabine/docetaxel[22]
- Gemcitabine/vinorelbine[23]
- Paclitaxel[32-34]
- Pemetrexed[35]

ADENOCARCINOMA, LARGE CELL, NSCLC NOS (PS 3–4)[j]

Best supportive care (NCCN Guidelines for Palliative Care)

图2-4 晚期转移性非小细胞肺癌患者系统治疗

（1 类）；维持治疗阶段推荐可使用贝伐珠单抗单药（1 类）或联合培美曲塞或联合阿替利珠单抗（1 类）。

2023 年 ESMO 癌基因依赖性转移性 NSCLC 指南推荐[76]：①Ⅳ期伴 EGFR 突变的转移性 NSCLC 患者（PS 0–2），可选择厄洛替尼联合贝伐珠单抗联合治疗（Ⅰ，B）；若一线使用奥西替尼进展后未耐药的患者，可推荐使用贝伐珠单抗联合阿替利珠单抗 + 卡铂 + 紫杉醇治疗（Ⅰ，B）；若一线使用一代或二代 TKI 进展后 T790M 阴性的患者，则可推荐使用贝伐珠单抗联合阿替利珠单抗 + 卡铂 + 紫杉醇治疗（Ⅲ，B）。②Ⅳ期伴 ALK 融合的转移性 NSCLC 的患者，贝伐珠单抗联合阿替利珠单抗 + 卡铂 + 紫杉醇可作为二线治疗进展后的三线治疗方案（Ⅲ，B）。

2023 年 ESMO 非癌基因依赖性转移性 NSCLC 指南推荐[47]：①对于Ⅳ期无免疫禁忌证且无基因突变的非鳞 NSCLC（PS 0–1）的患者，不论肿瘤 PD–L1 水平，一线治疗推荐化疗联合免疫治疗，贝伐珠单抗联合阿替利珠单抗 + 卡铂 + 紫杉醇是可选择的治疗方案（Ⅰ，A）。②对于Ⅳ期有免疫禁忌证且无基因突变（PS 0–2）的非鳞 NSCLC 患者，一线治疗可推荐贝伐珠单抗联合铂类 + 紫杉醇或铂类 + 培美曲塞联合贝伐珠单抗（Ⅰ，B）。

三、贝伐珠单抗应用于肝细胞癌的指南推荐

2024 国家卫健委印发的原发性肝癌诊疗指南推荐[48]：阿替利珠单抗联合贝伐珠单抗被推荐用于既往未接受过全身系统性治疗的不可切除肝细胞癌患者的一线系统抗肿瘤治疗（证据等级 1，推荐 A）；信迪利单抗联合贝伐珠单克隆抗体类似物被推荐用于既往未接受过系统抗肿瘤治疗的不可切除或转移性肝癌患者的一线治疗（证据等级 1，推荐 A）。

2024年NCCN肝细胞癌指南推荐[49]：系统治疗一线方案首选阿替利珠单抗联合贝伐珠单抗方案（1类）。

四、贝伐珠单抗应用于胶质瘤的指南推荐

2022年国家卫健委印发的脑胶质瘤诊疗指南推荐[50]：目前尚无针对标准治疗后复发胶质瘤的标准化疗方案，高级别复发性胶质瘤患者建议优先选择临床试验，若无合适临床试验，WHO3级胶质瘤或胶质母细胞瘤（GBM）复发后可选择贝伐珠单抗单药或贝伐珠单抗联合化疗（卡莫司汀/洛莫司汀，替莫唑胺（TMZ））。

2023年NCCN中枢神经系统肿瘤指南推荐（若无特殊说明，所有推荐均为2A类）[51]：少突胶质瘤（IDH突变，1p/19q缺失）IDH突变型星形细胞瘤以及胶质母细胞瘤系统治疗后，若疾病复发或进展，WHO 3级，KPS≥60的患者，首选方案包括贝伐珠单抗单药治疗；其他可选方案为全身治疗（卡莫司汀/洛莫司汀、TMZ）+贝伐珠单抗联合治疗。

2021年欧洲神经肿瘤协会发布的成人弥漫性胶质瘤诊治指南推荐[52]：胶质瘤复发时，无标准治疗。可以考虑手术和放疗，亚硝基脲类化合物、TMZ以及贝伐珠单抗是可选的药物治疗方案，但对OS的影响仍未得到证实。如果有合适的临床试验，应考虑招募患者参加。（Ⅱ级证据，B级推荐）

五、贝伐珠单抗应用于宫颈癌的指南推荐

2023年CSCO的宫颈癌诊疗指南推荐[53]：复发或转移性宫颈癌患者系统治疗一线方案推荐含铂双药化疗方案联合贝伐珠单抗治疗（Ⅰ级推荐），其中PD-L1阳性患者推荐使用含铂双药化疗方案联

合贝伐珠单抗+帕博利珠单抗（Ⅱ级推荐），或贝伐珠单抗联合拓扑替康+紫杉醇方案治疗（Ⅱ级推荐）。

2024 年 NCCN 宫颈癌指南推荐（若无特殊说明，所有推荐均为 2A 类）[54]：①复发性或转移性宫颈鳞癌，腺癌或腺鳞癌患者，若 PD-L1 阳性，一线治疗首选方案为含铂双药化疗联合贝伐珠单抗+帕博利珠单抗（1 类），若非 PD-L1 阳性，一线治疗首选方案为顺铂+紫杉醇+贝伐珠单抗（1 类）或卡铂+紫杉醇+贝伐珠单抗；其他可选方案包括拓扑替康+紫杉醇+贝伐珠单抗（1 类）；②复发性或转移性宫颈鳞癌，腺癌或腺鳞癌患者，二线治疗推荐使用贝伐珠单抗单药治疗；③复发或转移性宫颈小细胞癌患者，一线治疗推荐使用拓扑替康+紫杉醇联合贝伐珠单抗治疗；二线或后线治疗推荐使用贝伐珠单抗单药治疗。

2023 年更新的由欧洲妇科肿瘤学会、欧洲放疗和肿瘤学会以及欧洲病理学会联合发布的宫颈癌患者管理指南推荐[55]：发生远处转移或复发的宫颈癌患者中，①推荐卡铂/顺铂+紫杉醇联合贝伐珠单抗作为首选方案［Ⅰ，A］；②在胃肠道和泌尿系统毒性反应评估合适的情况下，建议在铂类化疗的基础上联合贝伐珠单抗治疗［Ⅰ，A］；③对于 PD-L1 阳性的肿瘤患者，在铂类+贝伐珠单抗治疗的基础上推荐联合帕博利珠单抗治疗［Ⅰ，A］。

六、贝伐珠单抗应用于卵巢癌、输卵管癌以及腹膜癌的指南推荐

2023 年 CSCO 的卵巢癌诊疗指南推荐[56]：①术后辅助一线化疗：对于高级别浆液性癌及子宫内膜样癌Ⅱ~Ⅳ期患者，可选择含铂双药静脉化疗联合贝伐珠单抗治疗方案，随后可选用贝伐珠单抗单药维持治疗（Ⅱ级推荐）；透明细胞癌Ⅲ/Ⅳ期患者（少见病理类

型），在化疗期间推荐使用联合贝伐珠单抗，后续可选用贝伐珠单抗维持治疗（Ⅱ级推荐）；黏液性癌Ⅱ期-Ⅳ期患者，在指南推荐的化疗方案上联合贝伐珠单抗患者也可获益（Ⅲ级推荐）；②术后辅助一线维持治疗：一线化疗中使用了贝伐珠单抗的患者，若评价为CR/PR，对于BRCA1/2突变阳性患者，采用奥拉帕利联合贝伐珠单抗维持治疗（Ⅱ级推荐）；同源重组修复缺陷（HRD）患者，推荐奥拉帕利联合贝伐珠单抗（Ⅰ级推荐），或尼拉帕利联合贝伐珠单抗维持治疗（Ⅱ级推荐）；同源重组修复完整（HRP）患者，推荐贝伐珠单抗单药维持治疗（Ⅰ级推荐），或尼拉帕利联合贝伐珠单抗维持治疗（Ⅱ级推荐）；③贝伐珠单抗用于新辅助化疗需谨慎，在中间肿瘤减灭术前应停用贝伐珠单抗至少6周（Ⅰ级推荐）；④铂敏感复发卵巢上皮癌的患者，Ⅰ级推荐以铂类为基础的化疗联合贝伐珠单抗治疗，若评估可手术切除，可二次减瘤手术后使用以铂为基础的化疗联合贝伐珠单抗，若患者存在BRCA 1/2突变，也可选择尼拉帕利联合贝伐珠单抗（Ⅲ级推荐）；⑤铂耐药复发卵巢上皮癌患者可使用多柔比星脂质体/紫杉醇/托泊替康联合贝伐珠单抗治疗（Ⅰ级推荐），如非铂难治复发患者则可采用卡铂/吉西他滨/脂质体阿霉素紫杉醇+贝伐珠单抗（Ⅱ级推荐）。

2022年国家卫健委印发的卵巢癌诊疗指南指出输卵管癌和原发性腹膜癌发病率低，其生物学行为与卵巢上皮性癌类似，诊治原则可参照卵巢上皮性癌诊疗指南[57]。Ⅱ～Ⅳ期患者术后可选择紫杉醇+卡铂+贝伐珠单抗作为辅助化疗方案。对于铂敏感的复发病例，若不适合手术则可以考虑选择以铂类为基础的化疗联合贝伐珠单抗。

2024年NCCN卵巢癌包括输卵管癌和原发性腹膜癌指南推荐Ⅱ～Ⅳ期（若无特殊说明，所有推荐均为2A类）[58]：①原发性上皮性卵巢癌/输卵管癌/腹膜癌，对于高级别/低级别浆液性癌、子宫内膜样癌、透明细胞癌、肉瘤及黏液癌的患者，初始系统治疗均可首选贝伐珠单抗联合方案（如图 2-5）；②初始治疗后的维持治疗，如初始联合贝伐珠单抗治疗的患者，基于 BRCA1/2 基因状态及肿瘤评价情况，可选择继续贝伐珠单抗单药或联合方案（贝伐珠单抗联合奥拉帕尼为 1 类推荐）维持治疗，若肿瘤评价为 SD/PD，则进行持续性或复发性疾病治疗；③Ⅱ～Ⅳ期高级别浆液癌的治疗方案可以作为新辅助治疗方案，若使用贝伐珠单抗可联合作为新辅助治疗的药物时，在肿瘤减灭术前 4~6 周应停用贝伐珠单抗；④复发铂敏感上皮性卵巢癌/输卵管癌/原发性腹膜癌患者，首选使用含铂双药化疗+贝伐珠单抗治疗；维持治疗推荐使用贝伐珠单抗单药；⑤复发铂耐药的上皮性卵巢癌/输卵管癌/原发性腹膜癌患者，首选使用贝伐珠单抗联合细胞毒性化疗药物（紫杉醇/拓扑替康/环磷酰胺等，部分 2B 类推荐）。

2023 年 ESMO 发布的新诊断及复发上皮性卵巢癌指南推荐[59]：①新诊断晚期上皮性卵巢癌患者，在中间性肿瘤细胞减灭术前，推荐使用贝伐珠单抗用于新辅助治疗［Ⅱ，B］；在中间性/原发性肿瘤细胞减灭术后，推荐使用贝伐珠单抗联合方案用于辅助治疗；②贝伐珠单抗可改善Ⅲ～Ⅳ期卵巢癌患者的 PFS，应考虑与紫杉醇-卡铂联合使用（Ⅰ，A）；③贝伐珠单抗联合 PARP 抑制剂可以用于维持治疗，对于 BRCA1/2 突变患者，推荐奥拉帕尼-贝伐珠单抗（Ⅰ，A）；对于 BRCA1/2-wt/HRD 阳性患者，推荐奥拉帕尼-贝伐珠单抗（Ⅰ，A）；贝伐珠单抗也推荐用于 HRD 阴性患者（Ⅰ，A）；④复发性上皮性卵巢癌患者，若不适合铂类治疗且无贝伐珠单抗禁忌症且既往未接受贝伐珠单抗，可推荐使用非铂类单药联合贝伐珠单抗进行治疗；若适合铂类治疗，对既往对铂类治疗有反应且无禁忌症可以推荐使用含铂双药联合贝伐珠单抗（如图 2-6）。

NCCN Guidelines Version 2.2024
Ovarian Cancer/Fallopian Tube Cancer/Primary Peritoneal Cancer

PRINCIPLES OF SYSTEMIC THERAPY
Primary Systemic Therapy Regimens[c] - Epithelial Ovarian/Fallopian Tube/Primary Peritoneal
Primary Therapy for Stage II–IV Disease (Principles of Maintenance PARPi Therapy on OV-C, 3 of 12)

	Preferred Regimens	Other Recommended Regimens	Useful in Certain Circumstances
· High-grade serous · Endometrioid (grade 2/3) · Clear cell carcinoma[d] · Carcinosarcoma[d]	· Paclitaxel/carboplatin every 3 weeks[g,h] · Paclitaxel/carboplatin/bevacizumab + maintenance bevacizumab[g,k] (ICON-7 & GOG-218)	· Paclitaxel weekly/carboplatin weekly[g,h,i] · Docetaxel/carboplatin · Carboplatin/liposomal doxorubicin · Paclitaxel weekly/carboplatin every 3 weeks[g] · Docetaxel/carboplatin/bevacizumab + maintenance bevacizumab[k] (GOG-218)	· Paclitaxel/cisplatin · Docetaxel/oxaliplatin/bevacizumab + maintenance bevacizumab[k] · IV/IP paclitaxel/carboplatin · IV/IP paclitaxel/cisplatin (for optimally debulked stage II–III disease) · For carcinosarcoma: ▸ Carboplatin/ifosfamide ▸ Cisplatin/ifosfamide ▸ Paclitaxel/ifosfamide (category 2B)[g]
Mucinous carcinoma[d]	· 5-FU/leucovorin/oxaliplatin ± bevacizumab[k] (category 2B for bevacizumab) · Capecitabine/oxaliplatin ± bevacizumab[k] (category 2B for bevacizumab) · Paclitaxel/carboplatin every 3 weeks[g,h] · Paclitaxel/carboplatin/bevacizumab[g,k] (ICON-7 & GOG-218)	· Paclitaxel weekly/carboplatin weekly[g,h,i] · Docetaxel/carboplatin · Carboplatin/liposomal doxorubicin · Paclitaxel weekly/carboplatin every 3 weeks[g] · Docetaxel/carboplatin/bevacizumab + maintenance bevacizumab[k] (GOG-218)	· Paclitaxel/cisplatin · Docetaxel/oxaliplatin/bevacizumab + maintenance bevacizumab[k]
Low-grade serous/Grade 1 endometrioid[d,e,f]	· Paclitaxel/carboplatin every 3 weeks[g,h] ± maintenance letrozole (category 2B) or other hormonal therapy (category 2B) · Paclitaxel/carboplatin/bevacizumab + maintenance bevacizumab[g,k] (ICON-7 & GOG-218) · Hormone therapy (aromatase inhibitors: anastrozole, letrozole, exemestane) (category 2B)	· Paclitaxel weekly/carboplatin weekly[g,h,i] · Docetaxel/carboplatin ± maintenance letrozole (category 2B[i]) or other hormonal therapy (category 2B) · Carboplatin/liposomal doxorubicin ± maintenance letrozole (category 2B[i]) or other hormonal therapy (category 2B) · Paclitaxel weekly/carboplatin every 3 weeks[g] · Docetaxel/carboplatin/bevacizumab + maintenance bevacizumab[k] (GOG-218) · Hormone therapy (leuprolide acetate, goserelin acetate, tamoxifen,[i] fulvestrant) (category 2B)	· Paclitaxel/cisplatin · Docetaxel/oxaliplatin/bevacizumab + maintenance bevacizumab (category 2B)[k]

图2-5 原发性上皮性卵巢癌/输卵管癌/腹膜癌患者系统治疗原则

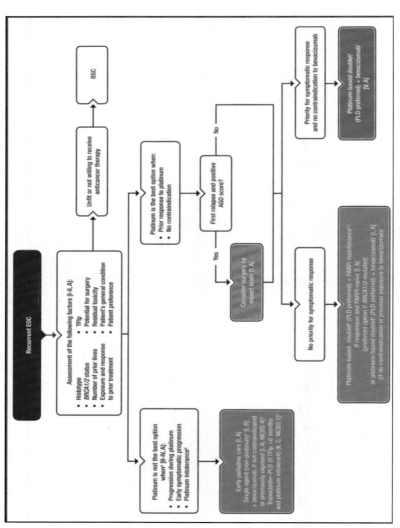

图2-6 复发性卵巢癌患者管理

七、贝伐珠单抗应用于乳腺癌的指南推荐

2024年CSCO的乳腺癌诊疗指南推荐[60]：三阴性晚期乳腺癌患者解救治疗中，贝伐珠单抗联合紫杉类方案被推荐用于紫杉类治疗敏感患者的治疗（Ⅱ级推荐）；卡培他滨联合贝伐珠单抗被推荐用于紫杉类治疗失败患者的治疗（Ⅱ级推荐）。

中国抗癌协会乳腺癌诊疗指南与规范（2024年版）推荐[61]：三阴性或HER2阴性晚期乳腺癌患者，化疗联合贝伐珠单抗在疾病缓解及PFS方面获益，但OS未见延长，不推荐常规使用，但可在急需肿瘤或症状控制的患者中谨慎选择。

2021年ESMO转移性乳腺癌指南推荐[62]：①Luminal 型乳腺癌患者，三线及后线治疗中，可推荐使用紫杉类或卡培他滨联合贝伐珠单抗治疗方案（Ⅰ，C）；②PD-L1阴性和BRCA野生型的转移性三阴乳腺癌患者，紫杉类或蒽环类药物联合贝伐珠单抗为可选治疗方案。

八、贝伐珠单抗应用于肾细胞癌的指南推荐

2022年CSCO的肾癌诊疗指南推荐[63]：①针对转移性或不可切除透明细胞型肾细胞癌，推荐采用阿替利珠单抗联合贝伐珠单抗作为一线治疗（低危患者Ⅱ级推荐，中危、高危患者Ⅰ级推荐）；②针对转移性或不可切除非透明细胞型肾细胞癌患者，阿替利珠单抗+贝伐珠单抗被推荐用于肉瘤样癌，PD-L1＞1%的患者治疗（Ⅱ级推荐），贝伐珠单抗联合依维莫司/厄洛替尼被推荐用于乳头状肾细胞癌患者治疗的选择方案（Ⅲ级推荐）。

2024年NCCN肾癌指南推荐（若无特殊说明，所有推荐均为2A

类）[64]：①针对复发或晚期的透明细胞癌患者，在一定情况下可选择贝伐珠单抗治疗（2B）；非透明细胞癌复发或晚期的患者，一定情况下推荐选择贝伐珠单抗单药或者联合依维莫司/厄洛替尼治疗方案；②确诊为遗传性肾细胞癌的患者，推荐使用贝伐珠单抗联合厄洛替尼。

第三节　　贝伐珠单抗的国内医保支付范围变迁

贝伐珠单抗于2010年在中国获批上市，2017年贝伐珠单抗通过谈判进入国家医保目录，医保支付条件为晚期转移性结直肠癌或晚期非鳞非小细胞肺癌；2020年贝伐珠单抗成功续约，但限定人群未变化；2021年贝伐珠单抗从协议期内谈判药品变更为国家基本医保乙类药品，同时医保支付范围扩大为：①转移性结直肠癌：贝伐珠单抗联合以氟嘧啶为基础的化疗适用于转移性结直肠癌患者的治疗；②晚期、转移性或复发性非小细胞肺癌：贝伐珠单抗联合以铂类为基础的化疗用于不可切除的晚期、转移性或复发性非鳞状细胞非小细胞肺癌患者的一线治疗；③复发性胶质母细胞瘤（rGBM）：贝伐珠单抗用于成人复发性胶质母细胞瘤患者的治疗；④肝细胞癌（HCC）：贝伐珠单抗联合阿替利珠单抗用于治疗既往未接受过全身系统性治疗的不可切除肝细胞癌患者。2022年的医保目录公布后，贝伐珠单抗作为国家基本医保乙类药品，删除了医保支付的限制条件，这意味着贝伐珠单抗在医保报销中将不受患者类型的限制，只要符合说明书批准适应症的患者均可通过医保报销。

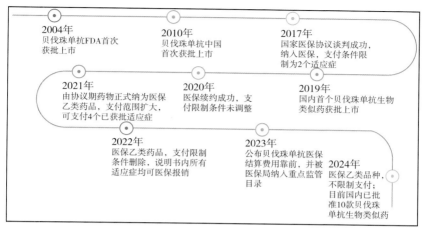

图2-7　贝伐珠单抗可及性发展的进程

目前贝伐珠单抗应用增长迅速，医保支付持续增加，2023年国家医疗保障局联合最高人民检察院、公安部、财政部、国家卫生健康委开展医保领域打击欺诈骗保专项整治，将贝伐珠单抗注射剂纳入重点监管目录（图2-7）。贝伐珠单抗医保支付增加可能的原因有：①分级诊疗制度的完善，地县级医疗机构贝伐珠单抗应用普遍增长；②国内贝伐珠单抗适应症拓展，仅2021年就批准用于肝细胞癌、卵巢癌、输卵管癌或原发性腹膜癌、宫颈癌；③中国人口趋于老龄化，肿瘤患者数增长；④国外批准贝伐珠单抗用于乳腺癌和肾癌，并在国内外指南中推荐，我国临床实践中可能也参考指南在乳腺癌和肾癌患者中使用贝伐珠单抗；⑤基于循证证据支持，已有文献报道胃癌[65-68]、胰腺癌[69]等癌症患者中加用贝伐珠单抗有一定生存获益，国内外胸膜间皮瘤指南也推荐贝伐珠单抗联合顺铂+培美曲塞可用于一线治疗[70, 71]，这些超适应症用药也加大了贝伐珠单抗的用量。

第三章
贝伐珠单抗（安可达®）国内抗肿瘤治疗现状真实世界研究

第一节　研究背景

　　2010年贝伐珠单抗首次进入中国，作为唯一靶向抗肿瘤血管生成的单克隆抗体，迅速成为国内众多肿瘤患者的重要选择，但由于高昂的价格，贝伐珠单抗的应用严重受限。2019年国内首个国产贝伐珠单抗生物类似药安可达®获批上市，为国内患者带来更多选择。2020年中国国家药品监督管理局药品审评中心发布《贝伐珠单抗注射液生物类似药临床试验指导原则》指导我国贝伐珠单抗生物类似药的临床研发，为更多国产贝伐珠单抗生物类似药提供了技术标准。自2019年至2023年底，已上市的贝伐珠单抗生物类似药已达10款，尚有2款正在审批。贝伐珠单抗原研药以及目前上市的贝伐珠单抗生物类似药通用名均为贝伐珠单抗注射液，其中原研药的商品名为安维汀®。

　　据药物综合数据库（PDB）关于贝伐珠单抗销售额的国内全渠道放大数据统计（图3-1）[72]，2019年国内首个贝伐珠单抗生物类似药上市后，逐渐压缩罗氏原研贝伐珠单抗的销售市场，2021年国内贝伐珠单抗生物类似药使用占比首次超过原研药，同时国内首个贝伐珠单抗生物类似药安可达®的销售额超过原研贝伐珠单抗成为国内占有率最大的国产贝伐珠单抗生物类似药。2023年我国贝伐珠单抗市场达到了101亿元，其中原研贝伐珠单抗安维汀®约占19.7亿元，其余生物类似药中安可达®约占41.1亿元，达攸同®约占21.5亿元，博优诺®约占4.8亿元，其余生物类似药共约占14.7亿元。

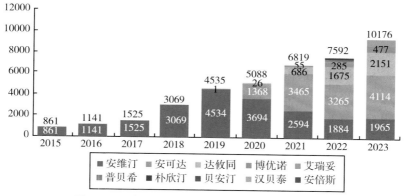

图3-1　国内全渠道放大贝伐珠单抗销售额（百万元）

注：数据来源：PDB（药物综合数据库）

我国贝伐珠单抗药物销售额逐年上升，国产贝伐珠单抗生物类似药已成为临床的主流选择。目前针对贝伐珠单抗的研究主要基于原研药安维汀®，对于目前国内使用量巨大的国产贝伐珠单抗生物类似药仍然缺少关注。目前尚无研究报告我国贝伐珠单抗生物类似药在临床实践中的应用现状，如：使用贝伐珠单抗患者群体的特征、临床使用剂量、联合治疗的方案、疗效及安全性。而这些结果对于评估贝伐珠单抗临床应用的规范性具有重要意义。

目前我国上市的贝伐珠单抗生物类似药均至少参与过一项与原研药安维汀®对比的RCT研究，但国产贝伐珠单抗生物类似药的疗效和安全性仍缺乏大规模真实世界研究证据的支持。真实世界研究产生的证据可与随机对照研究证据互相补充，克服了高度控制的随机对照试验无法完全代表真实世界中患者群体和治疗方案的局限性，可获得真实临床情景中药品的获益与潜在风险。选择真实世界研究可以用有限的资源尽可能全面地评估临床实践中国产贝伐珠单抗生物类似药的真实使用情况。我国贝伐珠单抗生物类似药中，安可达®是销售额最高的贝伐珠单抗生物类似药，选择安可达®这一贝伐珠单抗生物类似药的临床应用现状作为研究对象，进行基于中国人群的大规模真实世界研究可以在一定程度上反映我国贝伐珠单抗原研药与生物类似药的整体情况。

为了研究国内贝伐珠单抗的应用现状，中国医学科学院肿瘤医院发起了贝伐珠单抗（安可达®）治疗不同恶性肿瘤患者的药物联合使用现状、疗效和安全性真实世界研究。本研究获得了中国医学科学院肿瘤医院伦理委员会的批准，齐鲁制药有限公司提供的经济支持，神州医疗科技股份有限公司提供的数据收集及质控支持。

本研究旨在调研贝伐珠单抗（安可达®）在国内真实世界的使用的情况，包括：使用贝伐珠单抗（安可达®）治疗的恶性肿瘤患者的人口学特征、疾病特征；贝伐珠单抗（安可达®）在不同治疗线数及不同联合方案的应用现状以及跨线治疗的情况。并探究贝伐珠单抗（安可达®）用于不同肿瘤治疗中的疗效及安全性。本研究希望以安可达®作为国内贝伐珠单抗的代表，通过对安可达®真实世界应用现状的分析，了解国内贝伐珠单抗的实际应用情况，为药物的临床应用及监管提供参考。

第二节　研究设计

贝伐珠单抗作为一种已在临床广泛应用，并展现出显著疗效的抗肿瘤药物，从临床实际出发，真实世界数据对于全面评估药物疗效和安全性的重要性。我们选择通过大样本的真实世界研究对真实临床情景中使用了贝伐珠单抗（安可达®）的患者群体进行研究，分析这一患者群体的人口学及疾病的基线情况，贝伐珠单抗（安可达®）的用法和用量，以及贝伐珠单抗（安可达®）治疗的有效性和安全性。我们与全国的30个省/直辖市的千余家医院建立了合作，收集了全国不同省及直辖市的患者信息，力争提高纳入患者的全面性和代表性。

研究内容方面，通过查阅大量的前期研究资料和总结临床实践经验，我们选择了最重要、临床实践及研究最关注的变量纳入研究范围，包括：重要的人口学及疾病的基线情况，如：年龄、性别、原发部位、肿瘤分期；治疗相关信息，如：既往治疗、治疗线数、治疗方案、使用剂量、用药间隔时间；基于RECIST 1.1进行的疗效评估以及常见不良反应。我们还充分考虑了如何优化研究终点的选择，由于本研究纳入患者人群来源于全国各个省及直辖市，患者人数众多，对这些患者进行长期随访并不现实，出于可操作性的考虑，我们将ORR设为主要终点，重点评估治疗的短期疗效及安全性。

本研究仅纳入接受2周期以上使用贝伐珠单抗（安可达®）治疗的肿瘤患者，数据收集开始于2023年1月1日截止到2024年3月2日。本研究主要终点为ORR，患者每次使用贝伐珠单抗（安可达®）治疗后，临床医生需填写问卷，记录治疗相关信息，并评估本次治疗疗效，临床医生在判断患者到达最优疗效后，可以自行决定是否继续填写问卷，同患者的治疗记录原则上不超过12次。

为了更加高效地收集数据。本研究通过线上EDC系统收集患者信息并对患者敏感信息进行脱敏处理。研究要求临床医生根据患者实际情况及诊疗手段填写EDC问卷，并上传脱敏后的病历图片。为保证数据的准确性与整齐度，上传数据由第三方人员进行中心化数据监查（随机抽10%样本进行），问卷字段格式也尽可能采用选择替代文本输入，对于日期格式，本研究采用系统设置的日期格式，避免手动输入的错误。

问卷字段填写要求主要有：①疗效评估：要求临床医生每治疗

周期结束后根据 RECIST 1.1 进行疗效评估，若疗效经过临床医生确认达最优疗效，临床医生可自行决定是否停止该患者的治疗信息上传；②不良反应：本字段不作为必填项，临床大夫可以主动填报。研究设计收集与贝伐珠单抗（安可达®）使用相关的几类常见不良反应：高血压、蛋白尿、动静脉血栓栓塞、出血、胃肠道穿孔、输注相关过敏反应，若临床医生判断该不良反应与贝伐珠单抗（安可达®）用药相关可以通过系统主动上报，上报时需判断该不良反应的等级；③贝伐珠单抗（安可达®）剂量：以贝伐珠单抗（安可达®）最小规格为填写单位（100mg）填写患者用药剂量；④联合方案：为规范化问卷，便于后期数据分析，联合方案字段为根据指南推荐治疗方案设计的选择输入，另加入"其他"选项，便于收集临床实际中不常见的联合方案，为简化治疗方案，本研究中"联合免疫治疗"指的是联合含免疫治疗的治疗方案，患者使用了免疫检查点抑制剂即可归为此类；⑤治疗线数：要求临床医生根据患者实际治疗情况选择治疗线数。患者疾病进展，若仍继续使用贝伐珠单抗（安可达®），可继续上传该患者后续治疗情况，但治疗线数必须为增加 1 级，如连续两个治疗周期的治疗线分别为一线治疗和三线治疗，则后续数据处理中将认为该患者信息不符合逻辑，该患者数据将被剔除；⑥基础疾病：本内容不作为必选题，要求临床医生填写患者已有明确诊断记录的疾病，以常见的几类疾病进行多项选择；⑦不继续治疗原因：本字段不作为必选项，基于研究者判断未达到主要研究终点 ORR 而未继续上传治疗信息的患者，临床医生应填写"未继续治疗原因"，选项设定为肿瘤患者几类常见的不继续接受治疗的原因（不良反应不耐受、疾病进展、死亡、经济因素、转院治疗）。

　　数据收集结束后，将对 EDC 数据库进行锁定，数据库锁定后不再具有可被修改权限，所有临床医生只具有浏览的权限。后续原始数据后台导出并由数据管理人员发送给第三方统计分析人员按照研究设计进行数据清洗和分析。描述性统计被用于分析患者的人口学和基线特征、治疗方案、疗效以及不良反应。

第三节　本研究纳入患者的来源及整体情况

在2023年1月1日至2024年3月2日期间共收集到使用贝伐珠单抗（安可达®）且信息完整的患者101819例，男性50921例，女性50898例，患者来源于全国30个省或直辖市，1600多家医院。其中结直肠癌患者共36942例（36.3%），非小细胞肺癌患者33468例（32.9%），妇科肿瘤17670例（17.4%，包括宫颈癌5044例，卵巢癌10698例，输卵管癌1341例，子宫体癌及其他妇科肿瘤587例），肝癌7874例（7.7%），胶质母细胞瘤3266例（3.2%）以及其他癌种2599例（2.6%，包括乳腺癌、肾细胞癌、胃癌、胰腺癌等）。收集到的病例按照地域分布，华东和华北地区病例总数超50%以上，之后依次是西南、华中、华南、东北和西北（图3-2）。

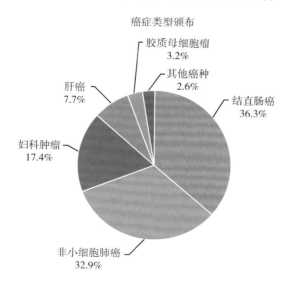

癌症类型颁布

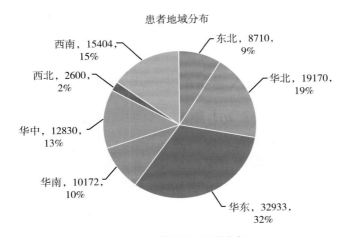

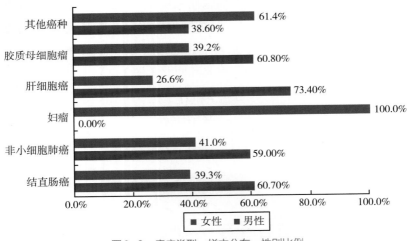

图3-2   癌症类型、样本分布、性别比例

全部101819例病例按照癌种在全国7大区域的分布情况同整体分布相似，患者来源集中分布于华东、华北和西南地区（图3-3）。

癌症患者年龄主要集中在41岁至70岁之间，其中51至70岁患者占比最高（图3-4）。

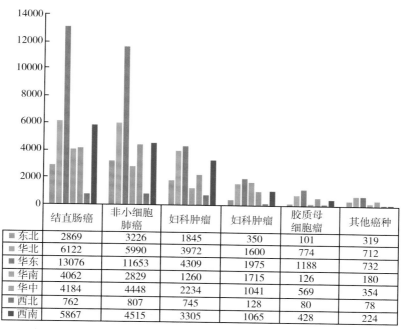

	结直肠癌	非小细胞肺癌	妇科肿瘤	妇科肿瘤	胶质母细胞瘤	其他癌种
东北	2869	3226	1845	350	101	319
华北	6122	5990	3972	1600	774	712
华东	13076	11653	4309	1975	1188	732
华南	4062	2829	1260	1715	126	180
华中	4184	4448	2234	1041	569	354
西北	762	807	745	128	80	78
西南	5867	4515	3305	1065	428	224

图3-3 肿瘤类型及样本区域分布

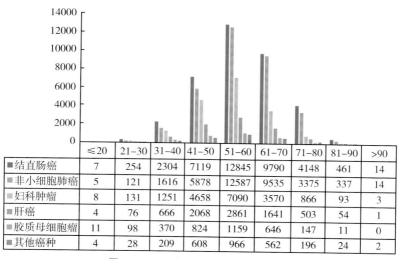

	≤20	21~30	31~40	41~50	51~60	61~70	71~80	81~90	>90
结直肠癌	7	254	2304	7119	12845	9790	4148	461	14
非小细胞肺癌	5	121	1616	5878	12587	9535	3375	337	14
妇科肿瘤	8	131	1251	4658	7090	3570	866	93	3
肝癌	4	76	666	2068	2861	1641	503	54	1
胶质母细胞瘤	11	98	370	824	1159	646	147	11	0
其他癌种	4	28	209	608	966	562	196	24	2

图3-4 不同类型肿瘤患者的年龄分布

第四节　贝伐珠单抗（安可达®）在结直肠癌患者中的应用现状

一、人口学和基线特征——结直肠癌

本研究纳入 2023 年 1 月 1 日至 2024 年 3 月 2 日使用了贝伐珠单抗（安可达®）的 36942 例结直肠癌患者，患者来源于 30 个省份，其中男性 22407 例（60.7%），女性 14535 例（39.3%），年龄中位数（四分位数）为 58（50~66）岁。其中 41.2% 的患者为直肠癌，58.8% 为结肠癌（左半结肠癌 24.8%，右半结肠癌 32.6% 以及未明确左右半结肠癌患者 1.3%）；71.9% 的患者发生转移，常见的转移部位包括肝（41.0%）肺（19.3%）以及脑（5.0%）等；23766 例（64.3%）患者进行了基因检测，8127 例（22.0%）患者明确为 RAS 基因突变，4450 例（12.0%）患者明确为 BRAF 基因突变；常见伴随疾病有高血压（7887 例，21.3%）糖尿病（3836 例，10.4%）肝功能异常（3797 例，10.3%）等；13495 例（36.5%）患者既往接受过手术，7438 例（20.1%）患者既往接受过放疗以及 22491 例（60.9%）患者既往进行过化疗（表 1）。

表1　结直肠癌患者人口统计学及基线情况

变量	N=36942	
	No.	%
性别		
女	14535	39.3
男	22407	60.7

续表

变量	N=36942	
	No.	%
年龄		
中位数（四分位数）	58（50–66）	
结直肠癌类型		
直肠癌	15234	41.2
左半结肠癌	9163	24.8
右半结肠癌	12051	32.6
未明确具体位置的结肠癌	494	1.3
肝转移		
是	15140	41.0
否	21802	59.0
肺转移		
是	7127	19.3
否	29815	80.7
脑转移		
是	1829	5.0
否	35113	
基因突变		
RAS 基因突变	8127	22.0
BRAF 基因突变	4450	12.0

变量	N=36942	
	No.	%
基础疾病		
高血压	7887	21.3
糖尿病	3836	10.4
心脏病	2111	5.7
肾功能异常	1500	4.1
肝功能异常	3797	10.3
既往治疗		
手术治疗	13495	36.5
化疗	22491	60.9
放疗	7438	20.1

二、贝伐珠单抗（安可达®）的临床应用模式——结直肠癌

多种含贝伐珠单抗（安可达®）的联合方案被用于结直肠癌的各线治疗。使用贝伐珠单抗（安可达®）的患者中，72.7%为一线治疗，17.5%的患者接受了含贝伐珠单抗（安可达®）联合疗法的二线治疗，三线及后线治疗的患者占比3.4%，2.0%的患者在多线治疗中均使用了贝伐珠单抗（安可达®），此外有4.4%的患者将贝伐珠单抗（安可达®）用于手术前的转化治疗（图3–5）。

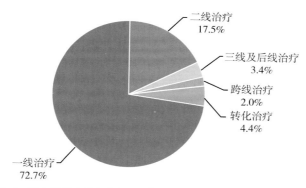

图3-5 联合贝伐珠单抗（安可达®）治疗结直肠癌的治疗阶段分布情况

　　贝伐珠单抗（安可达®）单独或联合其他药物治疗结直肠癌患者，多数使用双周方案或者三周方案进行周期性治疗，也存在部分患者使用双周和三周方案或者四周方案交替治疗。本研究发现使用多种治疗周期的方案进行交替治疗的患者占总人数的4.3%（1597例），26.9%（9921例）的结直肠癌患者单纯使用双周方案，68.7%（25390例）的结直肠癌患者单纯使用三周方案，部分患者治疗周期为1月、2月、3月等。无论使用双周方案还是三周方案治疗，贝伐珠单抗（安可达®）联合以奥沙利铂为基础的化疗是应用最多的治疗方案（双周：51.3%，5094例；三周：52.4%，13315例），其次为贝伐珠单抗（安可达®）联合以伊立替康为基础的化疗方案或联合以5-Fu为基础的化疗方案。

　　在采用双周治疗方案的使用了贝伐珠单抗（安可达®）的患者中，一线治疗（7062例）常用的治疗方案为贝伐珠单抗（安可达®）联合以奥沙利铂为基础的化疗（57.0%，4026例）；二线和三线治疗（二线：1794例，三线：221例）常用的治疗方案为贝伐珠单抗（安可达®）联合以伊立替康为基础的化疗（二线：728例，40.6%；三线：50例，22.6%）；三线治疗的方案显示出多样性，使用贝伐珠单抗（安可达®）联合其他治疗方案的患者比例从一线治疗的 0.4%，二线治疗的 0.9%，提高到三线及后线治疗的 18.1%，三线及后线治疗的患者已经开始尝试接受多种非常用治疗方案（图 3-6A）。

　　在使用三周治疗方案且使用了贝伐珠单抗（安可达®）的患者中，一线治疗（18763 例）和二线治疗（4345 例）常用的治疗方案为贝伐珠单抗（安可达®）联合以奥沙利铂为基础的化疗（一线：56.8%，10665 例；二线：36.2%，1576 例）；三线治疗（949 例）最常用的治疗方案为贝伐珠单抗（安可达®）联合以 5-Fu 为基础的化疗（35.5%，337 例）。三线及后线治疗的患者使用贝伐珠单抗（安可达®）联合其他治疗方案的比例增加到 11.5%（图 3-6B）。

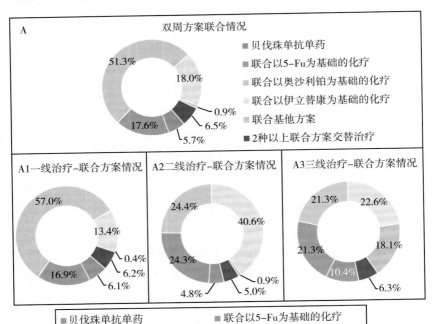

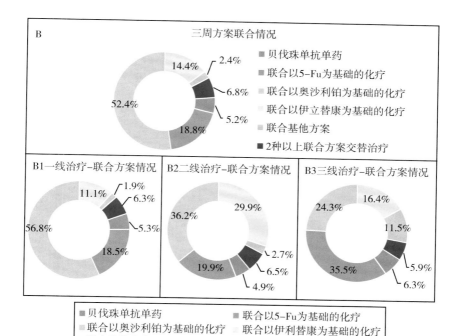

图3-6　结直肠癌患者治疗方案的联合情况

注：（A）（B）展示了贝伐珠单抗（安可达®）单独或联合其他药物治疗方案的总体情况，（A1）（A2）（A3）及（B1）（B2）（B3）展示了各线治疗中贝伐珠单抗（安可达®）的联合用药情况（双周方案&三周方案）

贝伐珠单抗（安可达®）在结直肠癌患者中可被用于多线治疗，常见的跨线形式有贝伐珠单抗（安可达®）联合不同药物组合的以奥沙利铂为基础的化疗方案，贝伐珠单抗（安可达®）联合不同的以5-Fu为基础的化疗，以及从贝伐珠单抗联合伊立替康为基础的化疗改为贝伐珠单抗联合以奥沙利铂为基础的化疗方案（图3-7）。

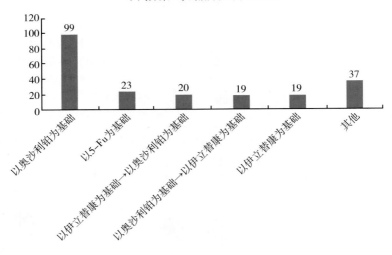

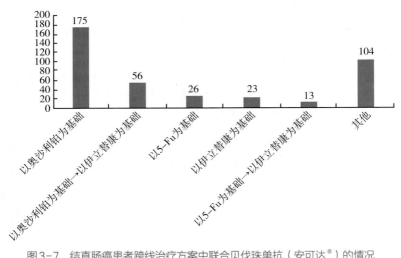

图 3-7　结直肠癌患者跨线治疗方案中联合贝伐珠单抗（安可达®）的情况

使用双周方案治疗的患者中，贝伐珠单抗（安可达®）起始剂量为 352±87mg，300 mg（63.2%）为使用最多的贝伐珠单抗（安可达®）初始剂量；使用三周方案治疗的患者中，贝伐珠单抗（安可达®）起始剂量为422±85mg，400 mg（52.0%）为最常用的贝伐珠单抗（安可达®）起始剂量。此外，有2593例（13.5%）患者在治疗过程中进行了剂量调整，1199例患者（46.2%）降低了贝伐珠单抗（安可达®）的治疗剂量，1363例（52.6%）患者增加了治疗剂量。图3-8展示了各治疗周期中使用贝伐珠单抗剂量的整体分布。

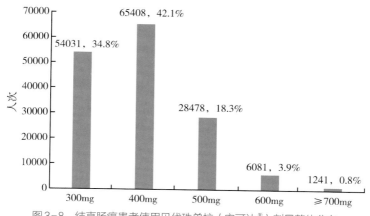

图3-8　结直肠癌患者使用贝伐珠单抗（安可达®）剂量整体分布

三、贝伐珠单抗（安可达®）的疗效——结直肠癌

对至少随访42天的患者进行最佳总体疗效评估（图3-9），最佳总体疗效CR、PR、SD以及PD的患者分别有9.3%，36.9%，25.9%，2.3%。ORR为46.2%，DCR为72.1%，随访时间内尚未达到mPFS。

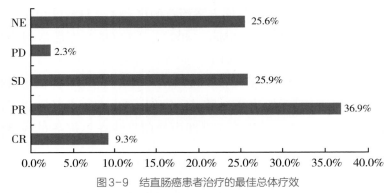

图3-9　结直肠癌患者治疗的最佳总体疗效

注：最佳总体疗效：CR＞PR＞SD＞PD

贝伐珠单抗（安可达®）初始剂量及常用初始疗法与最佳总体疗效之间的关系如图3-10所示。图3-10A展示了贝伐珠单抗（安可达®）初始给药剂量与最佳总体疗效之间的关系。使用不同联用疗法患者中贝伐珠单抗（安可达®）初始剂量与最佳总体疗效的关系如图3-10（B-G）所示。

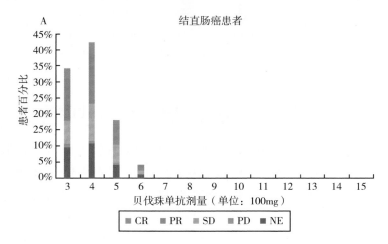

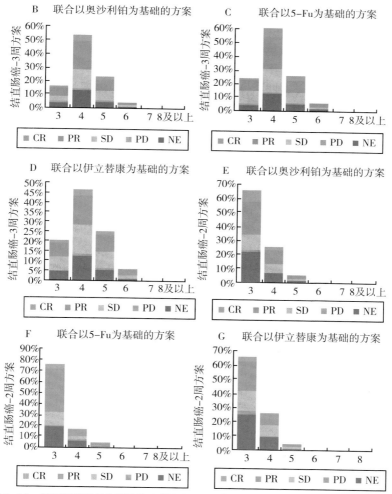

图3-10 结直肠癌患者使用贝伐珠单抗（安可达®）常用初始剂量及疗法－疗效堆积图

四、贝伐珠单抗（安可达®）治疗过程中的常见不良反应情况——结直肠癌

在前六个治疗周期中，若临床医生判断患者出现的不良反应明确与使用贝伐珠单抗相关，则可以通过问卷主动上报不良反应并进行评级。表3汇总了结直肠癌患者在本研究中与使用不同贝伐珠单抗的真实世界研究中贝伐珠单抗治疗相关不良反应的累计发生率。由于不同研究纳入患者的人口学特征、基线特征及使用疗法不尽相同，结果不适合进行直接的数值比较。本研究中与贝伐珠单抗（安可达®）治疗相关的3级及以上高血压为发生率最高的3级及以上不良反应（2.7%），3级及以上蛋白尿的发生率为1.1%，其他与贝伐珠单抗（安可达®）治疗相关3级及以上不良反应发生率均低于1%。

表3　结直肠癌患者使用贝伐珠单抗（安可达®）的常见不良反应情况

贝伐珠单抗商品名	不良反应发生率	高血压	蛋白尿	动静脉血栓栓塞	出血	胃肠道穿孔	输注相关过敏反应
安可达®	总体	11.7%	3.8%	1.5%	1.8%	1.3%	4.8%
	3 级及以上	2.7%	1.1%	0.9%	0.7%	0.7%	0.8%
安维汀®（López R 2010）[73]	总体	9.5%	4.3%	1.1%	11.6%	/	1.1%
	3 级及以上	0	1.1%	0	0	/	0
MVASI®（Cheung WY 2024）[74]	总体	9.2%	7.5%	18.0%	6.7%	4.2%	6.3%
	3 级及以上	/	/	/	/	/	/

注：不良反应发生率=不良反应发生人数/（总人数-未收集不良反应人数）*100%

五、小结——结直肠癌

贝伐珠单抗（安可达®）被用于结直肠癌患者的多线治疗，其中一线治疗最为常用，贝伐珠单抗（安可达®）联合以奥沙利铂为基础的化疗是最常见的治疗方案，300~500mg是贝伐珠单抗（安可达®）在结直肠癌患者中常用的给药剂量，13.5%的结直肠癌患者在治疗过程中对使用剂量进行了调整。

结直肠癌患者使用含贝伐珠单抗（安可达®）治疗方案的ORR为46.2%，随访时间内尚未到达mPFS。

第五节　贝伐珠单抗（安可达®）在非小细胞肺癌中的应用现状

一、人口学和基线特征——非小细胞肺癌

本研究纳入2023年1月1日至2024年3月2日使用了安可达®的33468例非小细胞肺癌患者，患者来源于30个省份，其中男性19747例（59.0%），女性13721例（41.0%），年龄中位数（四分位数）为58（51-65）岁。其中46.6%为左肺原发，53.0%为右肺原发，0.2%为双肺原发，其他为肺部原发但未明确具体位置；64.1%的患者发生远处转移，常见转移部位包括脑（22.3%）骨（21.4%）以及肝（12.2%）等；18867例（56.4%）患者进行了基因检测，5781例（17.3%）患者EGFR基因突变阳性、557例（1.7%）患者ALK基因突变阳性；12048（36.0%）例患者检测了PD-L1表达水平（TPS），1218例（3.6%）患者TPS≥50%，3702例（11.1%）患者1%≤TPS≤49%，7128例（21.3%）患者TPS<1%。常见伴随疾病

有高血压（7832 例，23.4%）糖尿病（3436 例，10.3%）肝功能异常（2765 例，8.3%）等；4250 例（12.7%）患者既往接受过手术，7402 例（22.1%）患者既往接受过放疗以及 17956 例（53.7%）患者既往接受过化疗（表 4）。

表4　NSCLC患者人口统计学及基线情况

变量	N=33468	
	No.	%
性别		
女	19747	59.0
男	13721	41.0
年龄		
中位数（四分位数）	58（51~65）	
原发部位		
左肺	15580	46.6
右肺	17751	53.0
双肺原发	75	0.2
未明确具体位置	62	0.2
脑转移		
是	7451	22.3
否	26017	77.7
肝转移		
是	4083	12.2
否	29385	87.8

续表

变量	N=33468	
	No.	%
骨转移		
是	7169	21.4
否	26299	78.6
基因突变		
EGFR	5781	17.3
ALK	557	1.7
PD-L1 表达水平		
TPS ≥ 50%	1218	3.6
1% ≤ TPS ≤ 49%	3702	11.1
TPS < 1%	7128	21.3
未知	21420	64.0
基础疾病		
高血压	7832	23.4
糖尿病	3436	10.3
心脏病	2117	6.3
肾功能异常	1356	4.1
肝功能异常	2765	8.3
既往治疗		
手术治疗	4250	12.7
化疗	17956	53.7
放疗	7402	22.1

二、贝伐珠单抗（安可达®）的临床应用模式——非小细胞肺癌

多种贝伐珠单抗（安可达®）联用方案被用于非鳞非小细胞肺癌的各线治疗。在使用贝伐珠单抗（安可达®）的患者中，77.3%的患者使用贝伐珠单抗（安可达®）用于非小细胞肺癌一线治疗，18.1%的患者用于二线治疗，贝伐珠单抗（安可达®）用于三线及后线治疗治疗的患者占3.9%，0.8%的患者在多线治疗中均使用了贝伐珠单抗（安可达®）（图3-11）。贝伐珠单抗（安可达®）联合以培美曲塞为基础的化疗是我国使用最多的治疗方案（44.8%），之后依次为贝伐珠单抗（安可达®）联合以紫杉醇为基础的化疗方案（21.9%），联合免疫治疗（12.1%），贝伐珠单抗（安可达®）联合TKI（酪氨酸激酶抑制剂）（9.2%），贝伐珠单抗（安可达®）单药（4.3%）以及其他联合方案（包括贝伐珠单抗（安可达®）联合两种以上治疗方案交替治疗等）。在一线、二线、三线及后线治疗中最常用的治疗方案均为贝伐珠单抗（安可达®）联合以培美曲塞为

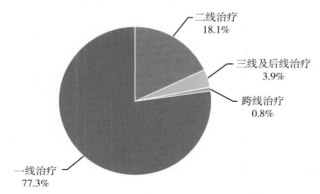

图3-11　非小细胞肺癌患者使用贝伐珠单抗（安可达®）的治疗阶段

基础的化疗（一线：47.3%，二线：38.5%，三线及后线：30.2%），但在二线治疗和三线及后线治疗中，贝伐珠单抗（安可达®）联合免疫治疗占比提高（一线：10.6%；二线：16.7%；三线及后线：21.6%）（图3-12）。

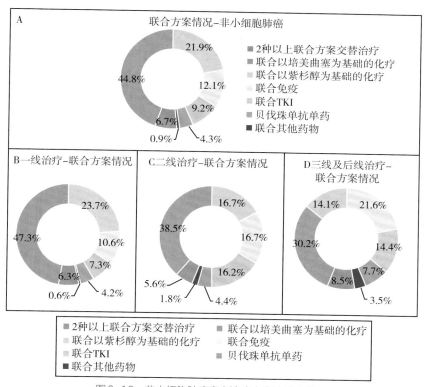

图3-12　非小细胞肺癌患者治疗方案的联合情况

注：（A）展示了贝伐珠单抗（安可达®）单独或联合其他药物治疗方案的总体情况，（B）（C）（D）展示了各线治疗中贝伐珠单抗（安可达®）的联合用药情况

3506例一线治疗使用了贝伐珠单抗（安可达®）的EGFR敏感突变肺癌患者中，贝伐珠单抗（安可达®）联合TKI为占比最高的治疗方案（40.2%），其次为贝伐珠单抗（安可达®）联合以培美曲塞为

基础的化疗（30.8%）及贝伐珠单抗（安可达®）联合以紫杉醇为基础的化疗（16.1%）。基因突变阴性的患者一线治疗多使用贝伐珠单抗（安可达®）联合以培美曲塞为基础的化疗（57.1%），或贝伐珠单抗（安可达®）联合以紫杉醇为基础的化疗（22.4%）及贝伐珠单抗（安可达®）联合免疫治疗（15.6%）。

贝伐珠单抗（安可达®）被用于多线治疗，常见的跨线治疗模式有贝伐珠单抗（安可达®）联合不同的以培美曲塞为基础的化疗，贝伐珠单抗（安可达®）联合免疫改为联合化疗，贝伐珠单抗（安可达®）联合培美曲塞为基础的化疗改为联合以紫衫醇为基础的化疗（图 3–13）。

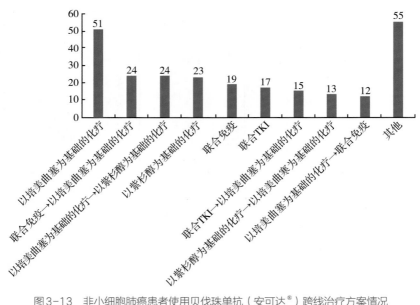

图 3-13 非小细胞肺癌患者使用贝伐珠单抗（安可达®）跨线治疗方案情况

使用了贝伐珠单抗（安可达®）的非小细胞肺癌患者使用贝伐珠单抗（安可达®）的起始剂量为 517±158mg，400 mg（36.2%）为最常使用的贝伐珠单抗（安可达®）初始治疗剂量。此外，有2013例（6.0%）非小细胞肺癌患者调整过贝伐珠单抗（安可达®）的给药剂量，730例（36.3%）患者降低了贝伐珠单抗（安可达®）治疗剂量，1266例（62.9%）患者增加了贝伐珠单抗（安可达®）治疗剂量。图3-14展示了各治疗周期中贝伐珠单抗（安可达®）使用剂量的整体分布。

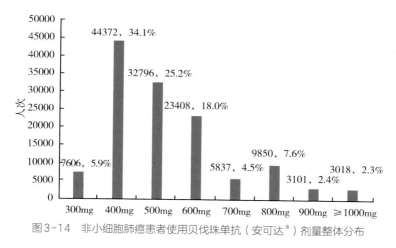

图3-14　非小细胞肺癌患者使用贝伐珠单抗（安可达®）剂量整体分布

三、贝伐珠单抗（安可达®）的疗效——非小细胞肺癌

对至少随访42天的患者进行最佳总体疗效评估（图3-15），最佳总体疗效CR、PR、SD以及PD的患者占比分别为9.8%，39.3%，27.3%，1.5%。ORR为49.1%，DCR为76.4%，随访时间内尚未达到mPFS。

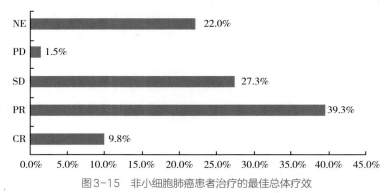

图3-15　非小细胞肺癌患者治疗的最佳总体疗效

注：最佳总体疗效：CR＞PR＞SD＞PD

　　贝伐珠单抗（安可达®）初始剂量及常用初始疗法与最佳总体疗效之间的关系如图3-16所示。通过分析贝伐珠单抗（安可达®）初始给药剂量与最佳总体疗效之间的关系（图3-16A），初始贝伐珠单抗（安可达®）剂量400mg时ORR最大，为51.2%。使用不同联用疗法在非小细胞肺癌患者中贝伐珠单抗（安可达®）初始剂量与最佳总体疗效的关系如图3-16（B-G）所示。

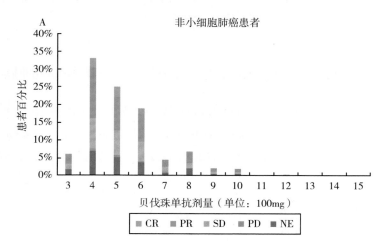

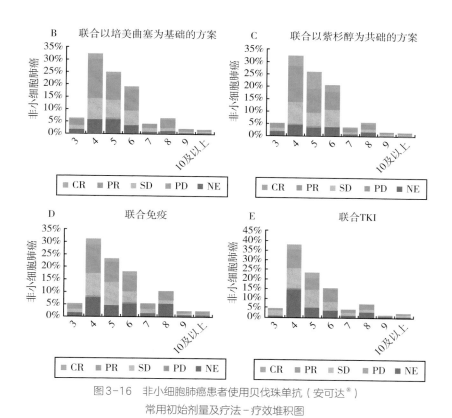

图3-16 非小细胞肺癌患者使用贝伐珠单抗（安可达®）
常用初始剂量及疗法－疗效堆积图

四、贝伐珠单抗（安可达®）治疗过程中的常见不良反应——非小细胞肺癌

在前六个治疗周期中，若临床医生判断患者出现的不良反应明确与使用贝伐珠单抗（安可达®）相关，则可以通过问卷主动上报不良反应并进行评级。表6汇总了非小细胞肺癌患者在本研究与使用不同贝伐珠单抗真实世界研究中贝伐珠单抗治疗相关不良反应的累计发生率。由于不同研究纳入患者的人口学特征、基线特征及使

用疗法不尽相同，结果不适合进行直接的数值比较。本研究中与贝伐珠单抗（安可达®）治疗相关的 3 级及以上高血压为发生率最高的 3 级及以上不良反应（2.7%），3 级及以上蛋白尿的发生率为 1.1%，其他贝伐珠单抗（安可达®）治疗相关 3 级及以上不良反应发生率均低于 1%。

表6　非小细胞肺癌患者使用贝伐珠单抗（安可达®）的常见不良反应情况

贝伐珠单抗商品名	不良反应发生率	高血压	蛋白尿	动静脉血栓栓塞	出血	胃肠道穿孔	输注相关过敏反应
安可达	总体	14.0%	5.3%	1.7%	2.1%	1.3%	5.2%
	3 级及以上	2.7%	1.1%	0.9%	0.8%	0.8%	0.6%
安维汀（Huang Z 2022）[75]	总体	6.6%	7.3%	0.7%	0.7%	/	/
	3 级及以上	0	0	0	0.7%	/	/
安维汀（Lynch TJ Jr 2014）[76]	总体	4.4	/	/	4.1%	1.1%	/
	3 级及以上	/	/	/	/	/	/

注：不良反应发生率 = 不良反应发生人数 /（总人数 - 未收集不良反应人数）*100%

五、小结——非小细胞肺癌

贝伐珠单抗（安可达®）被用于非小细胞癌患者的多线治疗中，其中一线治疗最为常用，贝伐珠单抗（安可达®）联合培美曲塞为基础的化疗为最常用的联合方案，400~600mg 贝伐珠单抗（安可达®）为非小细胞肺癌患者常用的给药剂量，6% 的非小细胞肺癌患者在治疗过程中对贝伐珠单抗（安可达®）使用剂量进行了调整。

非小细胞肺癌患者使用含贝伐珠单抗（安可达®）治疗方案的 ORR 为 49.1%，随访时间内未达到 mPFS。

第六节 贝伐珠单抗（安可达®）在肝癌患者中的应用现状

一、人口学和基线特征——肝癌

本研究纳入2023年1月1日至2024年3月2日使用了安可达®的7874例肝癌患者，肝癌患者来源于30个省份，其中男性5780例（73.4%），女性2094例（26.6%），年龄中位数（四分位数）为54（47~62）岁。41.6%的患者发生远处转移，转移部位多见于肺（1696例，21.5%）骨（879例，11.2%）以及脑（483例，6.1%）等；常见伴随疾病有高血压（1908例，24.2%）糖尿病（952例，12.1%）心脏病（587例，7.5%）肾功能异常（493例，6.3%）等，部分患者合并乙肝（193例，2.5%）；1457例（18.5%）患者既往接受过手术治疗，3400例（42.3%）患者既往接受过化疗以及1590例（20.2%）的患者接受过放疗（表7）。

表7 肝癌患者人口统计学及基线情况

变量	N=7874	
	No.	%
性别		
女	2094	26.6
男	5780	73.4
年龄		
中位数（四分位数）	54（47–62）	

续表

变量	N=7874	
	No.	%
肺转移		
是	1696	21.5
否	6178	78.5
骨转移		
是	879	11.2
否	6995	88.8
脑转移		
是	483	6.1
否	7391	93.9
基础疾病		
高血压	1908	24.2
糖尿病	952	12.1
心脏病	587	7.5
肾功能异常	493	6.3
乙肝	193	2.5
既往治疗		
手术治疗	1457	18.5
化疗	3400	42.3
放疗	1590	20.2

二、贝伐珠单抗（安可达®）的临床应用模式——肝癌

多种贝伐珠单抗（安可达®）联用方案被用于肝癌患者的各线治疗（图3-17）。使用贝伐珠单抗（安可达®）的患者中，79.8%的患者将贝伐珠单抗（安可达®）用于肝癌一线治疗，9.5%的患者用于二线治疗，三线及后线治疗的患者占2.7%，2.1%的患者在多线治疗中均使用了贝伐珠单抗（安可达®），此外有5.9%的患者将贝伐珠单抗（安可达®）用于肝癌手术前的转化治疗。

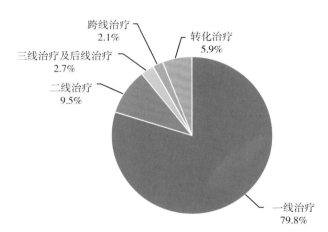

图3-17　肝癌患者使用贝伐珠单抗（安可达®）的治疗阶段

在使用了贝伐珠单抗（安可达®）的患者中，贝伐珠单抗（安可达®）联合免疫是目前使用最多的治疗方案（79.6%），其次是贝伐珠单抗（安可达®）联联合以奥沙利铂为基础的化疗（16.5%）以及贝伐珠单抗（安可达®）联合其他方案（包括联合仑伐替尼/瑞戈非尼等、或两种以上方案交替治疗）。在一线、二线或三线及后线

治疗中最常用的治疗方案均为贝伐珠单抗（安可达®）联合免疫治疗（一线：81.3%；二线：79.8%；三线及后线：84.7%）（图3-18）。贝伐珠单抗（安可达®）被用于同一患者的多线治疗（图3-19），常见的跨线形式有贝伐珠单抗（安可达®）联合不同的免疫治疗，贝伐珠单抗（安可达®）联合不同的以奥沙利铂为基础的治疗，或由贝伐珠单抗（安可达®）联合以奥沙利铂为基础的治疗改为联合免疫治疗。

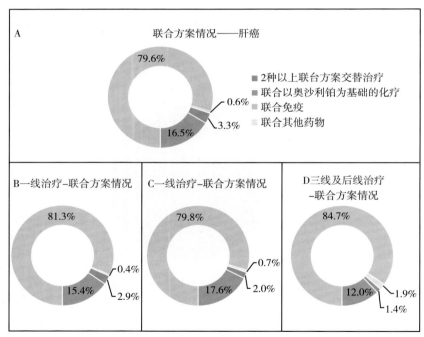

图3-18　肝癌患者治疗方案的联合情况

（A）展示了贝伐珠单抗（安可达®）单独或联合其他药物治疗方案的总体情况，（B）（C）（D）展示了各线治疗中贝伐珠单抗（安可达®）的联合用药情况

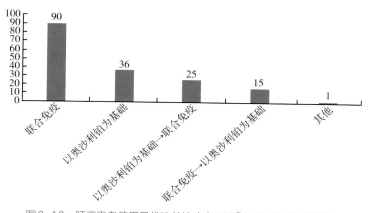

图3-19　肝癌患者使用贝伐珠单抗（安可达®）跨线治疗方案情况

　　肝癌患者使用贝伐珠单抗（安可达®）的起始剂量为547±184mg，500 mg（28.2%）为使用最多的贝伐珠单抗（安可达®）初始剂量。其中，1710例（21.7%）肝癌患者调整过贝伐珠单抗（安可达®）的给药剂量，调整给药剂量的患者中有860例（50.3%）患者降低了贝伐珠单抗（安可达®）治疗剂量，850例（49.7%）患者增加了贝伐珠单抗（安可达®）治疗剂量。图3-20展示了各治疗周

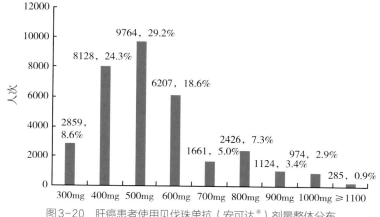

图3-20　肝癌患者使用贝伐珠单抗（安可达®）剂量整体分布

期中肝癌患者贝伐珠单抗（安可达®）使用剂量的整体分布。

三、贝伐珠单抗（安可达®）的疗效——肝癌

对至少随访42天的患者进行最佳总体疗效评估，最佳总体疗效CR、PR、SD以及PD的患者比例分别为11.4%，30.1%，22.8%，1.9%（图3-21）。ORR为41.5%，DCR为64.3%，随访时间内尚未达到mPFS。

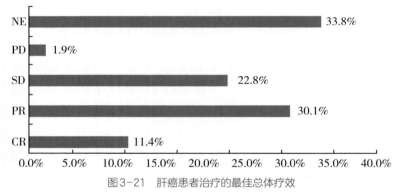

图3-21　肝癌患者治疗的最佳总体疗效

注：最佳总体疗效：CR＞PR＞SD＞PD

贝伐珠单抗（安可达®）初始剂量及常用初始疗法与最佳总体疗效之间的关系如图3-22所示。通过分析贝伐珠单抗（安可达®）初始给药剂量与最佳总体疗效之间的关系（图3-22A），贝伐珠单抗（安可达®）初始剂量300mg时ORR最大，为69.6%。贝伐珠单抗（安可达®）联合免疫及联合奥沙利铂方案时不同初始剂量与最佳总体疗效的关系如图3-22（B，C）所示。

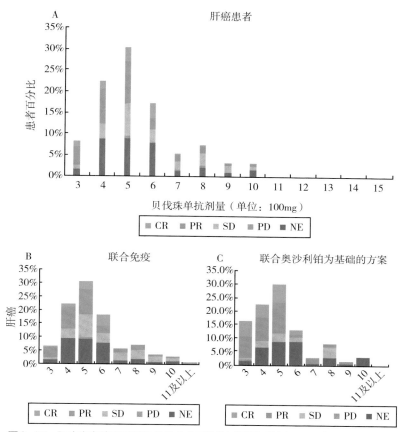

图3-22　肝癌患者使用贝伐珠单抗（安可达®）常用初始剂量、疗法－疗效堆积图

四、贝伐珠单抗（安可达®）治疗过程中的常见不良反应——肝癌

在前六个治疗周期中，若临床医生判断患者出现的不良反应明确与使用贝伐珠单抗（安可达®）相关，则可以通过问卷主动上报不良反应并进行评级。表9汇总了肝癌患者在本研究及使用其他贝

伐珠单抗的真实世界研究中不良反应的累计发生率。由于不同研究纳入患者的人口学特征、基线特征及使用疗法不尽相同，结果不适合进行直接的数值比较。本研究中贝伐珠单抗（安可达®）治疗相关的3级及以上高血压为发生率最高的3级及以上不良反应（2.3%），其他贝伐珠单抗（安可达®）治疗相关的3级及以上不良反应发生率均低于1%。

表9　肝癌患者使用贝伐珠单抗（安可达®）的常见不良反应情况

贝伐珠单抗商品名	不良反应发生率	高血压	蛋白尿	动静脉血栓栓塞	出血	胃肠道穿孔	输注相关过敏反应
安可达®	总体	11.0%	5.1%	1.0%	1.7%	0.8%	4.0%
	3级及以上	2.3%	0.7%	0.4%	0.3%	0.2%	0.6%
安维汀®（D'Alessio A 2022）	总体	23%	20%	5%	14%	/	/
	3级及以上	4%	4%	2%	6%	/	/
安维汀®（Casadei-Gardini A 2023）	总体	25.8%	27.6%	/	/	/	/
	3级及以上	6.6%	6.1%	/	/	/	/

注：不良反应发生率=不良反应发生人数/（总人数-未收集不良反应人数）*100%

五、小结——肝癌

贝伐珠单抗（安可达®）被用于肝癌患者的多线治疗中，其中一线治疗最为常用，联合免疫为占比最多的联合方案，500mg贝伐珠单抗（安可达®）为肝癌患者常用的给药剂量，21.7%的肝癌患者在治疗过程中对使用剂量进行了增加（50.3%）或减少（49.7%）。

肝癌患者疗效评估结果显示，ORR为41.5%，随访时间内未达到mPFS。

第七节　贝伐珠单抗（安可达®）在胶质母细胞瘤患者中的应用现状

一、人口学和基线特征——胶质母细胞瘤

本研究纳入2023年1月1至2024年3月2日使用了安可达®的胶质母细胞瘤（GBM）患者共3266例，患者来源于29个省份，其中男性1985例（60.8%），女性1281例（39.2%），年龄中位数（四分位数）为53（45~60）岁；患者体重为61.46±9.90 kg；1639例（50.2%）患者既往接受过手术，2064例（63.2%）患者既往进行过放疗，2389例（73.1%）患者既往接受过化疗。

二、贝伐珠单抗（安可达®）的临床应用模式——胶质母细胞瘤

接受贝伐珠单抗（安可达®）治疗的胶质母细胞瘤患者中，联合TMZ方案（49.7%）为目前使用最多的联合方案，其次为联合其他化疗方案（25.3%），部分患者使用贝伐珠单抗（安可达®）联合放疗（4.1%）或免疫治疗（5.0%），在其他联合方案中主要为联合靶向TKI药物（如安罗替尼或阿美替尼）（图3-23）。

胶质母细胞瘤患者使用贝伐珠单抗（安可达®）的起始剂量为470±136mg，400 mg（34.0%）为使用最多的贝伐珠单抗（安可达®）初始剂量。其中，283例（8.7%）胶质母细胞瘤患者调整过贝伐珠单抗（安可达®）的给药剂量，调整给药剂量的患者中有139例（49.1%）患者降低了贝伐珠单抗（安可达®）治疗剂量，138例（48.8%）患者增加了贝伐珠单抗（安可达®）治疗剂量。图3-24展示了各治疗周期

内胶质母细胞瘤患者贝伐珠单抗（安可达®）用量的整体分布。

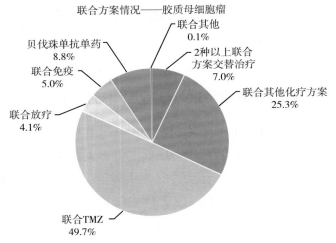

图3-23　胶质母细胞瘤患者治疗方案的联合情况

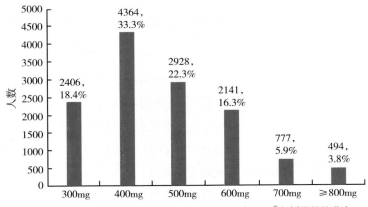

图3-24　胶质母细胞瘤患者使用贝伐珠单抗（安可达®）剂量整体分布

三、贝伐珠单抗（安可达®）的疗效——胶质母细胞瘤

至少随访42天的患者最佳总体疗效为CR、PR、SD以及PD的

比例分别为9.8%，39.5%，26.6%，2.2%（图3-25）。ORR为49.3%，DCR为75.9%。随访时间内尚未达到mPFS。

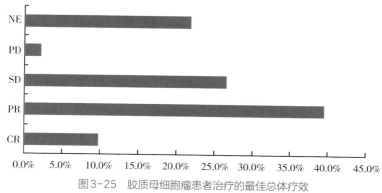

图3-25　胶质母细胞瘤患者治疗的最佳总体疗效

注：最佳总体疗效：CR＞PR＞SD＞PD

贝伐珠单抗（安可达®）初始剂量及常用初始疗法与最佳总体疗效之间的关系如图3-26所示。通过分析贝伐珠单抗（安可达®）初始给药剂量与最佳总体疗效之间的关系（图3-26A），贝伐珠单抗（安可达®）剂量300mg时ORR最大，为60.0%。各联用疗法与贝伐珠单抗（安可达®）初始剂量与最佳总体疗效的关系如图3-26（B-E）所示。

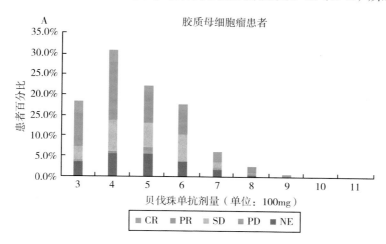

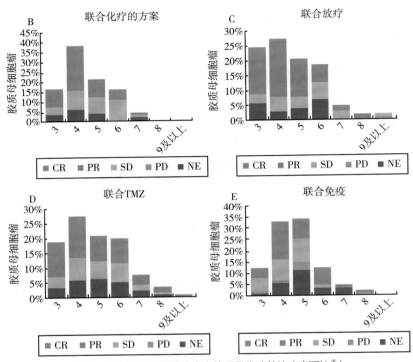

图3-26　胶质母细胞瘤患者使用贝伐珠单抗（安可达®）
常用初始剂量及疗法－疗效堆积图

四、贝伐珠单抗（安可达®）治疗过程中的常见不良反应——胶质母细胞瘤

在前六个治疗周期中，若临床医生判断患者出现的不良反应明确与使用贝伐珠单抗（安可达®）相关，则可以通过问卷主动上报不良反应并进行评级。表11汇总了胶质母细胞瘤患者在本研究与使用不同贝伐珠单抗真实世界研究中贝伐珠单抗治疗相关不良反应的累计发生率。由于不同研究纳入患者的人口学特征、基线特征及使

用疗法不尽相同，结果不适合进行直接的数值比较。本研究中与贝伐珠单抗（安可达®）治疗相关3级及以上高血压为发生率最高的3级及以上不良反应（1.1%），其他与贝伐珠单抗（安可达®）治疗相关的3级及以上不良反应发生率均低于1%。

表11　胶质母细胞瘤患者使用贝伐珠单抗（安可达®）的常见不良反应情况

贝伐珠单抗商品名	不良反应发生率	高血压	蛋白尿	动静脉血栓栓塞	出血	胃肠道穿孔	输注相关过敏反应
安可达®	总体	10.8%	4.6%	1.5%	2.6%	1.4%	4.6%
	3级及以上	1.1%	0.4%	0.2%	0.2%	0.1%	0.3%
安维汀®（Jakobsen JN 2018）[77]	总体	27.0%	0	5.3%	14.6%	0.9%	/
	3级及以上	4.9%	0	5.3%	1.4%	0	/
安维汀®（Saran F 2016）[78]	总体	38.6%	15.6%	8.2%	37.1%	1.7%	/
	3级及以上	11.3%	5.4%	7.6%	1.3%	1.1%	/

注：不良反应发生率＝不良反应发生人数／（总人数-未收集不良反应人数）*100%

五、小结——胶质母细胞瘤

贝伐珠单抗（安可达®）联合TMZ为使用贝伐珠单抗（安可达®）治疗胶质母细胞瘤患者最常用的方案，400mg贝伐珠单抗（安可达®）为胶质母细胞瘤患者常用的给药剂量，8.7%的胶质母细胞瘤患者在治疗过程中对使用剂量进行了调整。

胶质母细胞瘤患者使用含贝伐珠单抗（安可达®）治疗方案的ORR为49.3%，随访时间内未到达mPFS。

第八节　贝伐珠单抗（安可达®）在妇科肿瘤患者中的应用现状

一、人口学和基线特征——妇科肿瘤

本研究纳入 2023 年 1 月 1 日至 2024 年 3 月 2 日使用了安可达®的妇科肿瘤患者共 17670 例，患者来源于 30 个省份，其中包括 10698 例卵巢癌患者，5044 例宫颈癌患者，1341 例输卵管癌患者，439 例子宫体癌患者以及 148 例其他妇科肿瘤患者（包括阴道癌、乳腺癌、外阴癌等）。

（一）卵巢癌

卵巢癌患者来源于 30 个省份，年龄中位数（四分位数）为 55（48~61）岁；3267 例（30.5%）患者发生远处转移，常见转移部位包括肝脏（875 例，8.2%）、结直肠（1177 例，11.0%）、小肠（617 例，5.8%）等；4308 例（40.2%）患者检测了 BRCA 基因状态，其中 1780 例（占检测 BRCA 基因患者的 41.3%）患者 BRCA 基因突变阳性；常见伴随疾病有高血压（2217 例，20.7%）、糖尿病（1138 例，10.6%）、肝功能异常（1085 例，10.1%）、心脏病（507 例，4.7%）、肾功能异常（520 例，4.9%）等；5344 例（50.0%）患者既往接受过手术，1929 例（18.0%）患者既往接受过放疗以及 7778 例（72.7%）患者接受过化疗。

（二）宫颈癌

宫颈癌患者来源于 30 个省份，年龄中位数（四分位数）为 54（47~60）岁；37.5% 的患者发生远处转移，常见转移部位包括肝脏（9.1%）、结直肠（8.2%）、小肠（6.8%）等；34.4% 患者检测了 BRCA 基因状态，其中 770 例（占总患者的 15.3%）患者 BRCA 基

因突变阳性；常见伴随疾病有高血压（16.8%）、糖尿病（10.0%）、肝功能异常（11.6%）、心脏病（3.7%）、肾功能异常（5.8%）等；1764例（35.0%）患者既往接受过手术，2207例（43.8%）患者既往接受过放疗以及3501例（69.4%）患者接受过化疗。

（三）输卵管癌

输卵管癌患者来源于29个省份，年龄中位数（四分位数）为53（47~60）岁；37.4%的患者发生远处转移，常见转移部位包括肝脏（6.3%）、结直肠（15.4%）、小肠（13.7%）等；51.3%患者检测了BRCA基因状态，其中320例（占总患者的23.9%）患者BRCA基因突变阳性；常见伴随疾病有高血压（21.3%）、糖尿病（16.4%）、肝功能异常（13.7%）、心脏病（9.3%）、肾功能异常（7.5%）等；465例（34.7%）患者既往接受过手术，340例（25.4%）患者既往接受过放疗以及861例（64.2%）患者接受过化疗。

表12 妇科肿瘤患者人口统计学及基线情况

变量	卵巢癌 N=10698		宫颈癌 N=5044		输卵管癌	
	No.	%	No.	%	N=1341	%
年龄						
中位数（四分位数）	55（48~61）		54（47~60）		53（47~60）	
远处转移						
是	3267	30.5	1890	37.5	502	37.4
否	7431	69.5	3154	62.5	839	62.6
结直肠转移						
是	1177	11.0	413	8.2	207	15.4
否	9521	89.0	4631	91.8	1134	84.6

续表

变量	卵巢癌 N=10698		宫颈癌 N=5044		输卵管癌	
	No.	%	No.	%	N=1341	%
肝转移						
是	875	8.2	458	9.1	85	6.3
否	9823	91.8	4586	90.9	1256	93.7
小肠转移						
是	617	5.8	345	6.8	184	13.7
否	10081	94.2	4699	93.2	1157	86.3
基因状态						
BRAC 基因突变	1780	16.6	770	15.3	320	23.9
基础疾病						
高血压	2217	20.7	846	16.8	286	21.3
糖尿病	1138	10.6	504	10.0	220	16.4
肝功能异常	1085	10.1	585	11.6	184	13.7
既往治疗						
手术治疗	5344	50.0	1764	35.0	465	34.7
化疗	7778	72.7	3501	69.4	861	64.2
放疗	1929	18.0	2207	43.8	340	25.4

二、贝伐珠单抗（安可达®）的临床应用模式——妇科肿瘤

多种贝伐珠单抗（安可达®）联用方案被用于妇科肿瘤的各线治疗；使用贝伐珠单抗（安可达®）患者中，超70%的妇科肿瘤患

者将贝伐珠单抗（安可达®）用于一线治疗，小于1%的患者在多线治疗中均使用了贝伐珠单抗（安可达®）（图3-27）。

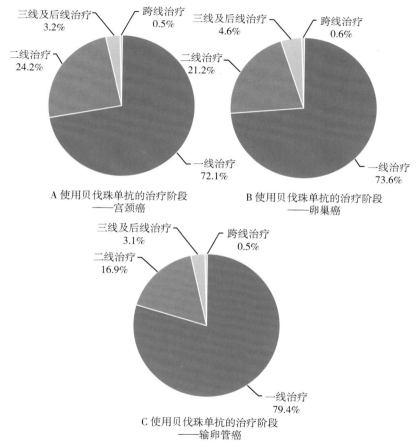

图3-27 妇科肿瘤患者使用贝伐珠单抗（安可达®）的治疗阶段

注：图A：宫颈癌，5044例；图B：卵巢癌，10698例；图C：输卵管癌，1341例

在使用贝伐珠单抗（安可达®）的妇科肿瘤患者中，贝伐珠单抗（安可达®）联合以铂类为基础的化疗是我国妇科肿瘤患者使用最多的治疗方案（卵巢癌：75.8%；宫颈癌：77.5%；输卵管癌：

74.3%），其次为贝伐珠单抗（安可达®）联合非铂类为基础的化疗方案（卵巢癌：5.9%；宫颈癌：6.4%；输卵管癌：7.4%）或贝伐珠单抗（安可达®）单药治疗（卵巢癌：6.8%；宫颈癌：5.3%；输卵管癌：5.0%），其他联合方案包括内分泌治疗方案、免疫治疗等（图3-28A、B、C）。在各个癌种的一线、二线、三线及后线治疗中最常用的方案均为贝伐珠单抗（安可达®）联合铂类为基础的化疗，而在二线和三线治疗中联合非铂类为基础的化疗方案逐渐增加（详见图3-28D、E、F）。

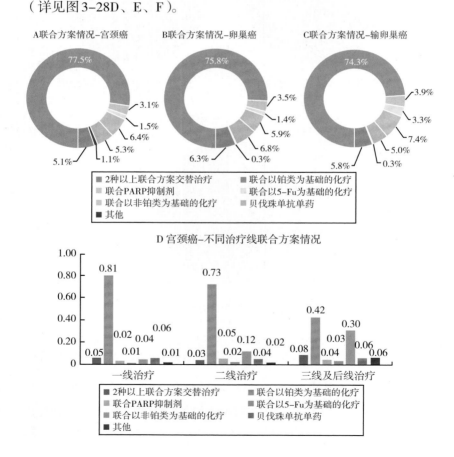

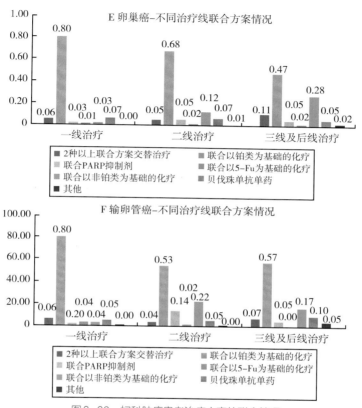

图3-28　妇科肿瘤患者治疗方案的联合情况

注：非铂类为基础的化疗药物包括联合紫杉醇、卡培他滨、环磷酰胺、多柔比星、伊立替康等。图A和D：宫颈癌；图B和E：卵巢癌；图C和F：输卵管癌。

卵巢癌、宫颈癌、输卵管癌患者使用贝伐珠单抗（安可达®）的起始剂量分别为480±132mg、484±140mg、481±150mg，各癌种中400 mg为使用最多的贝伐珠单抗（安可达®）初始剂量。另外，部分患者调整过贝伐珠单抗（安可达®）给药剂量，其中卵巢癌937例（8.8%）宫颈癌305例（6.1%）及输卵管癌101例（7.5%）（表13）。图3-29展示了各治疗周期中妇科肿瘤患者贝伐珠单抗（安可达®）用量的总体分布。

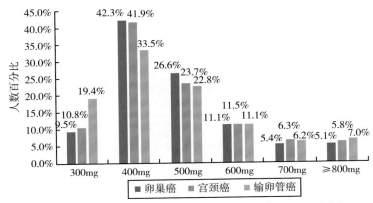

图3-29　妇科肿瘤患者使用贝伐珠单抗（安可达®）剂量整体分布

表13　妇科肿瘤治疗调整贝伐珠单抗（安可达®）给药剂量的各癌种情况

	剂量调整	减量	增量
卵巢癌（n=10698）	937（8.8%）	407	522
宫颈癌（n=5044）	305（6.1%）	146	157
输卵管癌（n=1341）	101（7.5%）	48	52

三、贝伐珠单抗（安可达®）的疗效——妇科肿瘤

（一）卵巢癌

至少随访42天的卵巢癌患者最佳总体疗效评估为CR、PR、SD以及PD的比例分别为19.2%，39.4%，20.9%，1.6%（图3-30）。ORR为58.6%，DCR为79.5%，随访时间内尚未达到mPFS。

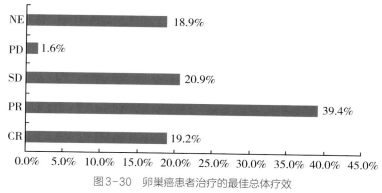

图3-30 卵巢癌患者治疗的最佳总体疗效

注：最佳总体疗效：CR＞PR＞SD＞PD

贝伐珠单抗（安可达®）初始剂量及常用初始疗法与最佳总体疗效之间的关系如图3-31所示。通过分析贝伐珠单抗（安可达®）初始给药剂量与最佳总体疗效之间的关系（图3-31A），贝伐珠单抗（安可达®）初始剂量400mg时ORR最大，为64.0%。使用各联用疗法患者中贝伐珠单抗（安可达®）初始剂量与最佳总体疗效的关系如图3-31（B-D）所示。

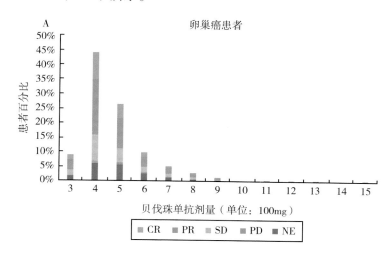

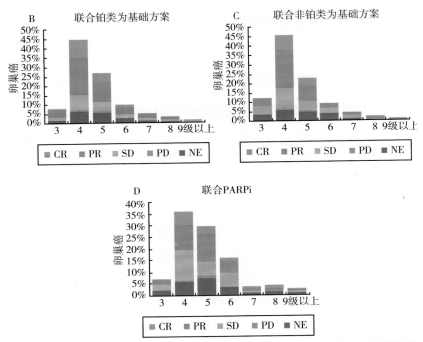

图3-31　卵巢癌患者使用贝伐珠单抗（安可达®）常用初始剂量及疗法－疗效堆积图

（二）宫颈癌

对至少随访42天的宫颈癌患者进行最佳总体疗效评估（图3-32），最佳总体疗效为CR、PR、SD以及PD患者的比例分别有12.6%，47.4%，21.3%，2.3%。ORR为60.0%，DCR为81.4%，随访时间内未达到mPFS。

贝伐珠单抗（安可达®）初始剂量及常用初始疗法与最佳总体疗效之间的关系如图3-33所示。贝伐珠单抗（安可达®）初始剂量500mg时ORR最大，为64.8%（图3-33A）。使用各联用疗法患者中贝伐珠单抗（安可达®）初始剂量与最佳总体疗效的关系如图3-33（B-D）所示。

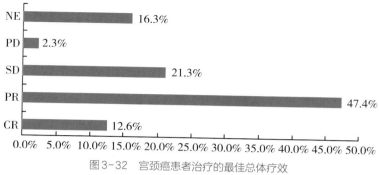

图3-32 宫颈癌患者治疗的最佳总体疗效

注：最佳总体疗效：CR＞PR＞SD＞PD

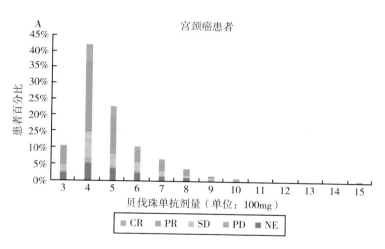

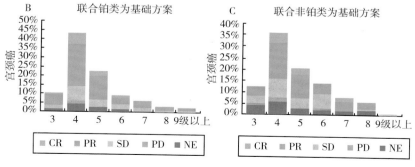

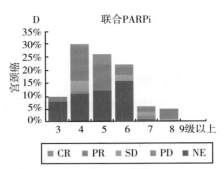

图3-33　宫颈癌患者使用贝伐珠单抗（安可达®）常用初始剂量及疗法－疗效堆积图

（三）输卵管癌

对至少随访42天的输卵管癌患者进行最佳总体疗效评估（图3-34），最佳总体疗效为CR、PR、SD以及PD的患者分别有13.4%，50.4%，15.9%，2.4%。ORR为63.7%，DCR为79.7%，随访时间内未达到mPFS。

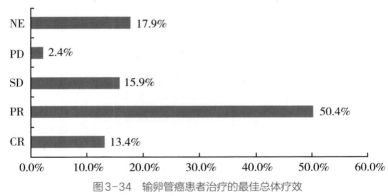

图3-34　输卵管癌患者治疗的最佳总体疗效

注：最佳总体疗效：CR＞PR＞SD＞PD

贝伐珠单抗（安可达®）初始剂量及常用初始疗法与最佳总体疗效之间的关系如图3-35所示。贝伐珠单抗（安可达®）剂量300mg时ORR最大（图3-35A）使用。各联用疗法患者中贝伐珠单抗（安可达®）初始剂量与最佳总体疗效的关系如图3-35（B-D）所示。

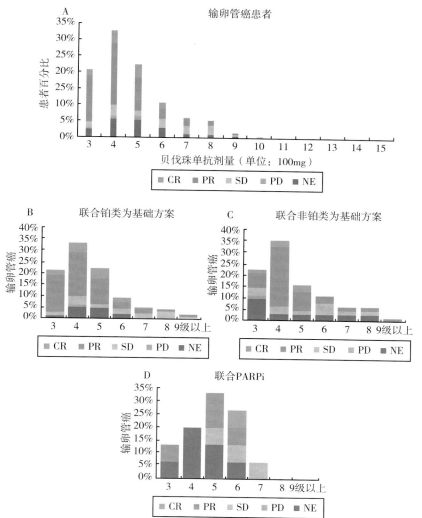

图3-35 输卵管癌患者使用贝伐珠单抗（安可达®）常用初始剂量及疗法－疗效堆积图

四、贝伐珠单抗（安可达®）治疗过程中的常见不良反应——妇科肿瘤

　　在前六个治疗周期中，若临床医生判断患者出现的不良反应明确与使用贝伐珠单抗（安可达®）相关，则可以通过问卷主动上报不良反应并进行评级。表16汇总了妇科肿瘤患者在本研究与使用不同贝伐珠单抗真实世界研究中贝伐珠单抗治疗相关不良反应的累计发生率。由于不同研究纳入患者的人口学特征、基线特征及使用疗法不尽相同，结果不适合进行直接的数值比较。本研究中与贝伐珠单抗（安可达®）治疗相关的3级及以上高血压为发生率最高的3级及以上不良反应。输卵管癌患者3级及以上高血压、蛋白尿、动静脉血栓、出血、胃肠道穿孔、输注相关过敏反应发生率均高于1%。

表16　妇科肿瘤患者使用贝伐珠单抗（安可达®）的常见不良反应情况

肿瘤种类	贝伐珠单抗商品名	不良反应发生率	高血压	蛋白尿	动静脉血栓栓塞	出血	胃肠道穿孔	输注相关过敏反应
卵巢癌	安可达®	总体	10.1%	2.3%	0.9%	1.3%	0.6%	3.4%
		3级及以上	1.3%	0.4%	0.2%	0.3%	0.2%	0.8%
	安维汀®（Zhang N 2023）[79]	总体	16.1%	5.8%	4.5%	2.6%	0	
		3级及以上	5.8%	0	0	0	0	
宫颈癌	安可达®	总体	9.0%	3.3%	0.9%	1.9%	0.9%	3.0%
		3级及以上	1.0%	0.4%	0.4%	0.6%	0.5%	0.6%
	安维汀®（Tewari KS 2014）[80]	总体	25%	2%	8%	5%	/	/
		3级及以上	/	/	/	/	/	/
输卵管癌	安可达®	总体	14.0%	6.5%	2.9%	5.0%	3.4%	10.0%
		3级及以上	2.7%	2.1%	1.5%	1.9%	1.6%	1.3%

　　注：不良反应发生率＝不良反应发生人数/（总人数－未收集不良反应人数）×100%

五、小结——妇科肿瘤

贝伐珠单抗（安可达®）被用于妇科肿瘤患者多线治疗中，其中一线治疗最常用，联合以铂类为基础的化疗为常见联合方案，400mg~500mg贝伐珠单抗（安可达®）为妇科肿瘤患者常用的给药剂量，6%~9%的妇科肿瘤患者在治疗过程中对使用剂量进行了调整。

妇科肿瘤患者中的卵巢癌、宫颈癌及输卵管癌患者使用含贝伐珠单抗（安可达®）治疗方案的ORR分别为58.6%、60.0%及63.7%，随访时间内均未到达mPFS。

第九节　贝伐珠单抗（安可达®）在其他肿瘤患者中的应用现状

本研究纳入2023年1月1日至2024年3月2日使用了安可达®的其他癌种患者共2599例，患者来源于30个省份，其中男性1002例（38.6%），女性1597例（61.4%），年龄中位数（四分位数）为55（48~62）岁；患者体重为58.19 ± 8.74 kg；涉及肿瘤类型有乳腺癌（1003例，38.6%）、胃癌（278例，10.7%）、胰腺癌（255例，9.8%）、胸膜间皮瘤（178例，6.8%）、食管癌（160例，6.2%）、黑色素瘤（162例，6.2%）、胆管癌（159例，6.1%）、头颈部肿瘤（175例，6.7%）、肾癌（67例，2.6%）、膀胱癌（22，8.0%）、前列腺癌（15例，6.0%）以及甲状腺癌（12，5.0%）等（图3-36）。1063例（40.9%）患者既往接受过手术，886例（34.1%）患者既往接受过放疗以及1896例（73.0%）患者既往接受过化疗。

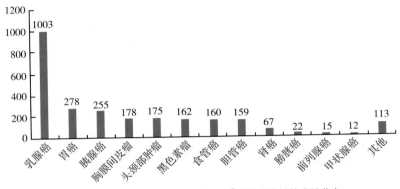

图3-36　使用贝伐珠单抗（安可达®）治疗的其他癌种分布

　　贝伐珠单抗（安可达®）被用于多个肿瘤类型的多线治疗中（图3-37）。36.1%的患者将贝伐珠单抗（安可达®）用于一线治疗，23.2%的患者用于二线治疗，用于三线及后线治疗的患者占18.1%，3.0%的患者在多线治疗中均使用了贝伐珠单抗（安可达®），此外有3.3%的患者将贝伐珠单抗（安可达®）用于手术前的转化治疗，以及16.4%的患者将贝伐珠单抗（安可达®）用于术后的辅助治疗。

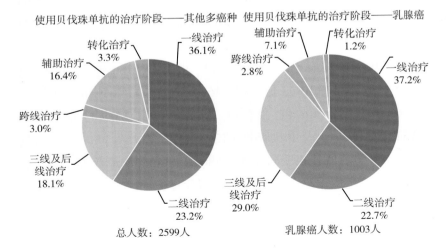

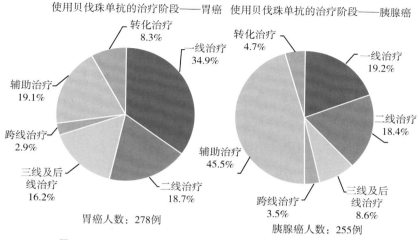

图3-37 其他多癌种患者及常见肿瘤（乳腺癌、胃癌及胰腺癌）
使用贝伐珠单抗（安可达®）的治疗阶段

　　贝伐珠单抗（安可达®）单独或联合其他药物用于肿瘤治疗，使用了贝伐珠单抗（安可达®）的治疗方案中使用最多的为贝伐珠单抗（安可达®）联合化疗，其次为联合免疫，此外其他联合方案还包括贝伐珠单抗（安可达®）联合靶向TKI抑制剂、贝伐珠单抗（安可达®）联合内分泌治疗等（图3-38）。

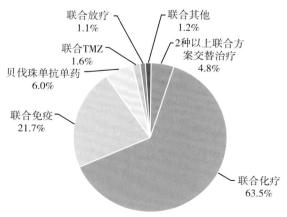

图3-38 其他癌种患者治疗方案的联合情况

　　这部分肿瘤患者使用贝伐珠单抗（安可达®）的起始剂量为 440 ± 121mg, 400 mg（43.4%）为使用最多的贝伐珠单抗（安可达®）初始剂量。其中, 163 例（6.3%）患者调整过贝伐珠单抗（安可达®）的给药剂量, 调整给药剂量的患者中有 84 例（51.5%）患者降低了贝伐珠单抗（安可达®）治疗剂量, 79 例（48.5%）患者增加了贝伐珠单抗（安可达®）治疗剂量。图 3-39 展示了各治疗周期中贝伐珠单抗（安可达®）用量的整体分布。

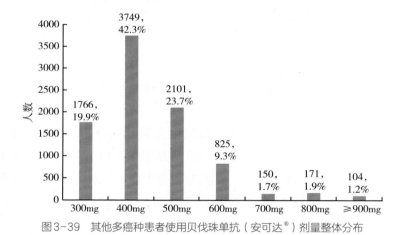

图 3-39　其他多癌种患者使用贝伐珠单抗（安可达®）剂量整体分布

一、贝伐珠单抗（安可达®）的疗效——其他肿瘤

　　对至少随访 42 天的肿瘤患者进行最佳总体疗效评估, 不同肿瘤患者的 CR、PR、SD 以及 PD 如图 3-40 所示, 其中乳腺癌患者的 ORR 最高（53.8%）, 其后依次为胆管癌（48.8%）、胃癌（47.3%）、肾癌（47.2%）；DCR 最高为乳腺癌患者（80.4%）, 其次为头颈部肿瘤患者（78.8%）。

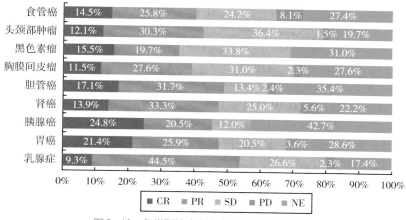

图3-40　各类型肿瘤患者治疗的最佳总体疗效

二、贝伐珠单抗（安可达®）治疗过程中的常见不良反应——其他肿瘤

在前六个治疗周期中，若临床医生判断患者出现的不良反应明确与使用贝伐珠单抗（安可达®）相关，则可以通过问卷主动上报不良反应并进行评级。贝伐珠单抗（安可达®）治疗相关的不良反应累计发生率如表17所示，其中3级及以上高血压为发生率最高的3级及以上不良反应（2.8%），3级以上蛋白尿的发生率为1.2%，其他发生与贝伐珠单抗（安可达®）治疗相关的3级以上不良反应均低于1%。

表17　其他肿瘤患者使用贝伐珠单抗（安可达®）的常见不良反应情况

	高血压	蛋白尿	动静脉血栓栓塞	出血	胃肠道穿孔	输注相关过敏反应
总体不良反应发生率	10.8%	6.1%	1.4%	1.9%	0.8%	5.1%
3级及以上不良反应发生率	2.8%	1.2%	0.3%	0.3%	0.2%	0.8%

注：不良反应发生率=不良反应发生人数/（总人数－未收集不良反应人数）×100%

第十节　讨论

国内贝伐珠单抗生物类似药发展迅速，2023年贝伐珠单抗市场超100亿，目前已有10款贝伐珠单抗生物类似药在国内上市。各仿制药国内申请上市前均需提交一项在健康志愿者中开展的 Ⅰ 期研究和一项在目标患者中与原研药安维汀®进行对比的随机双盲、等效性 Ⅲ 期研究，才能获NMPA批准。meta分析表明国内目前批准的贝伐珠单抗生物类似药与安维汀®在疗效、安全性方面与免疫原性方面均未发现显著差异[3]，国产生物类似药与原研药之间具有一定的可替代性。目前贝伐珠单抗市场中国产贝伐珠单抗生物类似药已占据全国销售总额的80.4%，其中安可达®占比最大，约40.7%，是临床上最常使用的贝伐珠单抗。本书汇报了安可达®的临床使用现状、疗效及安全性，其结果在一定程度上代表了贝伐珠单抗原研药及国产生物类似药在我国临床实践中的情况。

我国贝伐珠单抗的药物可及性基本满足患者的需求[81, 82]，仅安可达®一种贝伐珠单抗就在全国30个省份至少280个市的各级医院中得到广泛应用。本研究纳入的样本集中分布在北京、上海、江苏、广东、辽宁、四川和河南，一方面，这可能与我国人口分布有关，华东、华北、华南地区人口聚集密度高于东北、西北一带[83]；另一方面，我国东部和南部的人口密集区域以及经济发达地区医疗资源相对丰富[84]，参与本研究的临床医生更多。总体而言本研究几乎覆盖了我国所有省份，对中国人群具有高度的代表性。

安可达®在国内临床实践中主要用于说明书适应症包含的癌种，治疗方案多数符合说明书推荐，部分治疗方案不符合说明书但符合国内外指南推荐。结直肠癌、复发性胶质母细胞瘤、卵巢癌和输卵管癌[53, 54]中，安可达®的临床应用与说明书和CSCO、NCCN、

ESMO、国家卫健委印发指南的推荐基本一致[41-44, 50-54]。非小细胞肺癌中，除安可达®联合含铂双药化疗外，安可达®联合靶向治疗被用于各线治疗，这种治疗方案未被说明书提及，但在2024年CSCO非小细胞肺癌诊疗指南、2024年NCCN非小细胞肺癌指南及2023年ESMO癌基因依赖性转移性NSCLC指南中均被推荐用于EGFR敏感突变的非小细胞肺癌患者[45,46,85]。使用安可达®的肝细胞癌患者中，安可达®联合免疫治疗是说明书与2022年国家卫健委印发的肝细胞癌诊疗指南及2024年NCCN肝细胞癌指南1类推荐的首选一线治疗方案[48, 49]，也是临床中最常用的联合治疗方案，此外本研究发现安可达®联合以奥沙利铂为基础的化疗在临床中被16.5%的患者使用，这一方案在一项Ⅱ期临床试验中被报道有效[86]。使用安可达®的宫颈癌患者中，安可达®联合化疗是最常用的治疗方案，这一治疗方案被说明书、2023年CSCO的宫颈癌诊疗指南及2024年NCCN宫颈癌指南推荐[53, 54]，此外目前CSCO（Ⅱ级）和NCCN（1类）指南推荐PD-L1阳性患者在贝伐珠单抗联合化疗的基础上加用免疫治疗，但本研究中报告这一治疗方案的患者数量较少。总体而言，安可达®在真实世界中的使用较好地遵循说明书和指南的推荐，在结直肠癌、非小细胞肺癌、复发性胶质母细胞瘤以及妇科肿瘤一线治疗中安可达®最常联用的疗法是化疗，肝癌一线治疗中安可达®最常联用的治疗方案是免疫治疗。

近年来免疫治疗发展迅速，贝伐珠单抗联合免疫治疗加化疗也已成为非鳞非小细胞肺癌的重要治疗方案之一，自IMpower150研究结果发布后[87, 88]，免疫治疗联合抗血管治疗和化疗已经被2024 CSCO非小细胞肺癌指南（Ⅱ级推荐）2024年NCCN非小细胞肺癌指南（1类）及2023年ESMO癌基因依赖性转移性NSCLC指南（Ⅰ，A）推荐用于一线治疗[45, 46, 85]，免疫联合抗血管加化疗作为二线治疗也具有可接受的安全性，其疗效也在meta分析中被报道优于化疗、免疫治疗以及免疫治疗联合化疗[89, 90]。在 2021 年对临床医生的调查（CancerMPact®）中，尚无中国医生选择贝伐珠单抗联合免疫治疗作为非鳞非小细胞肺癌一线治疗，贝伐珠单抗联合含铂双药化疗是当时驱动基因阴性非鳞非小细胞肺癌一线治疗最常选择的方案（35.3%）[91]。本研究发现使用了安可达®的驱动基因阴性非鳞非小细胞肺癌一线治疗患者中，联合免疫治疗的比例也已达到 15.6%，安可达®联合免疫治疗的比例在二线治疗和后线治疗中提升至 16.7% 和 21.6%。这一治疗模式的转变侧面反映了近年来随着非小细胞肺癌中免疫治疗的快速发展，后续免疫治疗在肺癌治疗中的占比可能会继续提升。

贝伐珠单抗在国外被批准用于乳腺癌和肾细胞癌，虽然我国尚未批准这两个适应症，安可达®在临床实践中也被少量用于乳腺癌和肾癌患者的治疗，ORR 分别为 53.8%、47.2%。转移性乳腺癌患者中联用贝伐珠单抗的临床获益尚不确切，2020 年 meta 分析结果显示一线治疗中加用贝伐珠单抗作为转移性乳腺癌一线治疗可以带来显著的 PFS 的获益（HR 0.72，95% CI 0.65~0.79），但是 OS 是否获益尚未发现统计学显著差异（HR 0.90，95% CI 0.80~1.01）[92]。因加用贝伐珠单抗未发现显著的 OS 获益，且可能带来更多的不良反应，FDA 撤销了贝伐珠单抗用于转移性乳腺癌的适应症。将乳腺癌纳入贝伐珠单抗的适应症，还需要更多高质量临床研究探索在新的联用方案中或具有特定分子分型或伴随诊断时，加用贝伐珠单抗是否具有显著的临床获益。

加用贝伐珠单抗在三阴性乳腺癌中被报道可能有潜在获益，马飞教授等人在 II 期临床试验亚组分析发现贝伐珠单抗联合免疫治疗在三阴性乳腺癌患者中 ORR 为 65.3%（95% CI 42.4%~85.5%），但在 ER^+HER^2- 乳腺癌患者中 ORR 为 39.3%（95% CI 12.6%~68.6%）[93]。FUTURE-SUPER 研究将三阴性乳腺癌分为腔内雄激素受体（LAR）

型、免疫调节型、基底样免疫抑制（BLIS）型和间充质样（MES）四个亚群，并对每一亚群采用不同治疗，其中 BLIS/MES–PI3K/AKT^{WT} 亚型使用白蛋白紫杉醇联合贝伐珠单抗治疗，这一分群治疗方法取得了 mPFS 的获益（11.3 月 vs 5.8 月，$P < 0.001$）[94]。此外，加用贝伐珠单抗对于脑转移患者可能也有临床获益。基于台湾人群的研究发现，对于存在脑转移的乳腺癌患者，全脑放疗后加用贝伐单抗、依托泊苷和顺铂（BEEP）诱导治疗相比单纯放疗可以显著延长 8 个月时脑部的特异性 PFS 率（48.7% vs 26.3%，$P = 0.03$）[95]，一项 II 期单臂临床试验也发现卡铂联合贝伐珠单抗治疗脑转移的乳腺癌的中枢神经 ORR 为 63%（95% CI 46%~78%），mPFS 为 5.62 个月，mOS 为 14.10 个月。贝伐珠单抗在乳腺癌新辅助治疗中的探索发现加用贝伐珠单抗可以提高病理完全缓解率，但是能否提高长期疗效目前尚无定论[96, 97]。贝伐珠单抗在乳腺癌治疗中具有潜在价值，需要更多高质量的研究来评估贝伐珠单抗治疗乳腺癌的新策略。

在肾细胞癌的药物治疗中，VEGFR 酪氨酸激酶抑制剂（VEGFR TKI）相比贝伐珠单抗应用更为广泛[98]，IMmotion151 发现与舒尼替尼相比，阿替利珠单抗联合贝伐珠单抗可延长转移性肾细胞癌患者的 mPFS（11.2 月 vs 7.7 月，$P = 0.022$）[99]，但 mOS（36.1 月 vs 35.3 月）没有改善[100]，临床获益有限。贝伐珠单抗并不是当前肾细胞癌治疗主流的选择，本研究中仅纳入 67 例肾癌患者，国家卫生健康委办公厅印发的《肾癌诊疗指南（2022 年版）》仅将贝伐珠单抗作为后线治疗的 III 级专家推荐[101]，是否有必要将肾细胞癌纳入贝伐珠单抗的适应症，还需要高质量的临床研究提供高级别循证医学证据。我们还报道了安可达® 在临床实践中被用于胃癌、胰腺癌、食管癌、黑色素瘤等国内外均未获批的瘤种，目前贝伐珠单抗在这些瘤种中的使用还属于探索阶段，缺少基于大规模前瞻性临床研究的循证医学证据支持加用贝伐珠单抗可带来显著的临床获益。

既往RCT研究和回顾性研究表明安可达®和原研药安维汀®在局部晚期和晚期非小细胞肺癌中的疗效在中国患者群体中未发现显著差异[102-104]。在其他获批适应症中，据我们所知尚未进行过安可达®与原研药的对比研究。既往贝伐珠单抗真实世界研究以及Ⅲ、Ⅳ期临床试验中的ORR如表18所示（结直肠癌21.0%~72.0%、肺癌45.1%~63.3%、肝癌22.5%~36.0%、胶质母细胞瘤40.0%~75%、卵巢癌53.8%~73.5%），本研究中含有安可达®的联合治疗在各癌种中的ORR为：结直肠癌46.2%、肺癌49.1%、肝癌41.5%、胶质母细胞瘤49.3%、卵巢癌58.6%。由于研究设计，纳入人群，治疗方案复杂性的差异，本研究结果不适合与既往研究的结果直接进行数值的对比。

本研究尽可能全面地调研了2023年中国贝伐珠单抗生物类药（安可达®）的临床使用情况、短期疗效及安全性。但本研究不可避免地存在一些不足，首先，本研究中患者随访周期较短，依据研究设计，在临床医生认为患者的ORR稳定后，即可自行决定是否继续录入患者后续的随访信息。这一数据收集方式可以更大范围的取得患者数据，全面反应安可达®的临床应用情况，但不可避免地导致随访时间的减少，可选的临床结局指标有限。第二，本研究为保证问卷质量，减少临床医生录入问卷时的负担，仅要求临床医生录入绝大多数医院病历均包含的最重要的部分基线信息，同时对联用疗法进行了整合，导致收集到的患者信息存在一定遗漏且部分疗法信息不够清晰明确。第三，不良反应数据存在缺失，本研究问卷设计仅纳入了既往研究中报告频率较高的不良反应且要求临床医生判断该不良反应的发生与安可达®使用相关，同时这一问题并不强制临床医生填报，这些因素可能导致安全性数据存在缺失。第四，本研究对西北地区（新疆、青海、西藏、宁夏）患者的关注不足，西北地区患者仅占总患者数的2%，本研究的结果可能无法准确反应西北地区的安可达®使用情况。

表18 各癌种患者使用贝伐珠单抗联合治疗的既往文献报道

编号	文献	研究类型	患者类型	给药方案	样本量	ORR	DCR	其他疗效终点
1	Lee KD, et.al. Oncology. 2013; 84 (5): 299-304[105].	IV期	转移性结直肠癌	贝伐珠单抗+伊立替康或奥沙利铂	40	55.2%	81.6%	mPFS: 11.9月 mOS: 22.9月
2	Zhou H, et.al. Front Oncol. 2021 Nov 25; 11: 774445[106].	RWS	转移性结直肠癌	贝伐珠单抗+卡瑞利珠单抗+化疗	25	72.0%	96.0%	mPFS: 11.2月 mOS: 11.5月
3	Wang F, et.al. Chin J Cancer Res. 2021 Aug 31; 33 (4): 490-499[107].	IV期	转移性结直肠癌	贝伐珠单抗+化疗	611	21.0%	89.4%	mPFS: 10.05月 mOS: 18个月
4	Meng X, et al. BMJ Open Respiratory Research 2022; 9: e001294[108].	Pooled analysis	非鳞状非小细胞肺癌	贝伐珠单抗+化疗	375	45.1%	NA	mPFS: 7.4月 mOS: 20.2月
5	Xing P, et.al. Thorac Cancer. 2018 Jul; 9 (7): 805-813[109].	RWS	非鳞状非小细胞肺癌	一线合贝伐珠单抗联合治疗	314	63.3%	93.33%	mPFS: 9.7月 mOS: NA
6	Shi Y, et.al. Cancer Commun (Lond). 2021 Sep:41 (9):889-903[110].	III期	不可切除、转移性或复发性非鳞状非小细胞肺癌	贝伐珠单抗仿制药LY0008+卡铂+紫杉醇	649	53.0%	96.6%	mPFS: 7.1月 mOS: 22.97月
7	Jost-Brinkmann et.al. Aliment Pharmacol Ther. 2023 Jun; 57 (11): 1313-1325[111].	RWS	不可切除的肝细胞癌	贝伐珠单抗+阿替利珠单抗	100	36.0%	78.0%	mPFS: 6.3月 mOS: 20.3月

续表

编号	文献	研究类型	患者类型	给药方案	样本量	ORR	DCR	其他疗效终点
8	Ando Y, et.al. Cancers (Basel). 2021 Aug 5; 13 (16): 3958 [112]	RWS	不可切除肝细胞癌	贝伐珠单抗 + 阿替利珠单抗	40	22.5%	NA	NA
9	Zhang G, et.al. J Clin Neurosci. 2012 Dec; 19 (12): 1636-40 [113]	meta 分析	复发性胶质母细胞瘤	贝伐珠单抗 + 伊立替康	297	45.8%	NA	mOS: 8.91月 PFS-6: 48.3%
10	Arakawa Y, et.al. Neurol Med Chir (Tokyo). 2013; 53 (11): 779-85 [114]	RWS	胶质母细胞瘤二次复发患者	贝伐珠单抗 + 异环磷酰胺、卡铂、依托泊苷 (ICE)	8	75.0%	NA	mPFS: 3.7月 mOS: 6月 PFS-6: 25%
11	Rivoirard R, et.al. Chemotherapy. 2016; 61 (5): 269-74 [115]	RWS	复发性胶质母细胞瘤	贝伐珠单抗 + 伊立替康	45	40.0%	NA	mPFS: 26周 mOS: 28周
12	Zhang N, et.al. BMC Womens Health. 2023 Apr 13; 23 (1): 178 [116]	RWS	复发性卵巢癌	贝伐珠单抗 + 联合化疗或靶向治疗	78	53.8%	NA	mPFS: 9月
13	Aghajanian C, et.al. J Clin Oncol. 2012 Jun 10; 30 (17): 2039-45 [27]	III期	铂敏感复发卵巢癌、原发性腹膜癌或输卵管癌	贝伐珠单抗 + 吉西他滨和卡铂 (GC)	242	78.5%	NA	mPFS: 12.4月 mOS: 33.3月

第十一节　总结与展望

本书总结了贝伐珠单抗国内外获批历程、最新指南推荐以及国内相关医保政策的变化，全面调研并汇报了当前国内市场份额最大的贝伐珠单抗（安可达®）的临床使用现状。2023年含贝伐珠单抗（安可达®）的联合疗法在国内结直肠癌、非小细胞肺癌、肝癌、宫颈癌和卵巢癌患者中被广泛使用，并多被用作一线治疗用药。使用贝伐珠单抗（安可达®）的结直肠癌、非小细胞肺癌、宫颈癌和卵巢癌患者一线治疗最常用的治疗方案为贝伐珠单抗（安可达®）联合化疗。免疫治疗发展迅速，当前贝伐珠单抗联合免疫治疗已成为使用贝伐珠单抗（安可达®）肝癌患者一线治疗最常使用的治疗方案，在非小细胞肺癌中贝伐珠单抗（安可达®）联合免疫治疗也是重要的一线及二线治疗方案。含贝伐珠单抗（安可达®）的联合疗法在结直肠癌、非小细胞肺癌、肝癌、胶质母细胞瘤及妇科肿瘤中ORR均大于40%。高血压、蛋白尿、动静脉血栓栓塞、出血、胃肠道穿孔以及输注相关过敏反应这六种重要贝伐珠单抗（安可达®）治疗相关不良反应的发生率可接受，但仍需要谨慎关注。未来还需要更多研究探索更加高效且安全的贝伐珠单抗治疗策略，并通过更长时间的随访对贝伐珠单抗的疗效进行更加全面的评估。

寄 语

　　本书是给临床医生、研究人员的学术参考资料，本书内容仅限于学术讨论范畴，仅供相关从业人员进行决策及相关活动时进行参考。本书不能作为直接的诊疗建议或进行决策的直接依据。希望读者朋友更多以学术交流为目的，以更为审慎的态度对待本书的内容，我们衷心地希望能够获得读者朋友对本书的所有批评及建议。

　　本书的结尾，我们希望本书能够对各位读者带来帮助和启发。贝伐珠单抗自国外首次获批已经过去20年，在国内获批也已迈过14个年头，早已成为抗肿瘤治疗领域的重要药物之一。我们希望通过对贝伐珠单抗（安可达®）国内临床应用现状的深入研究和全面阐述，为广大医务工作者及研究人员提供有价值的参考。

　　对于医疗工作者，愿本书成为您临床实践中的得力助手，帮助您更加精准地应用贝伐珠单抗，为患者制定个性化的治疗方案，从而提高治疗效果并改善患者的生活质量。

　　对于研究人员，期待本书能够激发您进一步探索贝伐珠单抗新治疗策略的热情。目前贝伐珠单抗新治疗策略领域已经取得了一定进展，贝伐珠单抗联合免疫治疗在多种癌症中已经被指南推荐作为一线治疗。但在贝伐珠单抗的疗效优化、剂量探索、联合治疗机制以及新适应症方面仍存在广阔的研究空间。希望您能继续深入研究，挖掘贝伐珠单抗更多的潜力，为肿瘤治疗领域带来更多创新的思路和方法。展望未来，我们期待贝伐珠单抗在肿瘤治疗领域发挥更大的作用。随着研究的不断深入和临床经验的积累，贝伐珠单抗的应用将更加精准。我们也期待更多更加优化的治疗策略，为肿瘤患者带来更好的治疗效果和更长的生存期。相信在各方的共同努力下，我们终将在抗击肿瘤的道路上取得更加辉煌的成就，为人类健康事业做出更大的贡献。

最后感谢参与本研究的3000余家医院对本研究的大力支持，感谢齐鲁制药有限公司对本项研究的投入，感谢神州医疗科技股份有限公司在数据收集质控以及分析方面提供的技术支持。希望本书能够成为肿瘤治疗领域的一本重要参考文献。

高亦博

2024年11月27日于北京

参考文献

［1］郑荣寿，陈茹，韩冰峰，等. 2022年中国恶性肿瘤流行情况分析［J］. 中华肿瘤杂志，2024，46（03）：221-231.

［2］国家统计局. 王萍萍：人口总量略有下降 城镇化水平继续提高［EB/OL］.（2023-01-18）［2024-09-29］. https：//www.stats.gov.cn/sj/sjjd/202302/t20230202_1896742.html.

［3］Luo X，Du X，Li Z，et al. Clinical Benefit，Price，and Uptake for Cancer Biosimilars vs Reference Drugs in China：A Systematic Review and Meta-Analysis［J］. JAMA network open，2023，6（10）：e2337348.

［4］Fang W，Xu X，Zhu Y，et al. Impact of the National Health Insurance Coverage Policy on the Utilisation and Accessibility of Innovative Anti-cancer Medicines in China：An Interrupted Time-Series Study［J］. Frontiers in Public Health，2021，9：714127.

［5］Liu Y，Yi H，Fang K，et al. Trends in accessibility of negotiated targeted anti-cancer medicines in Nanjing，China：An interrupted time series analysis［J］. Frontiers in Public Health，2022，10：942638.

［6］Zhen-Ling Liu，Chen H H，Zheng L L，et al. Angiogenic signaling pathways and anti-angiogenic therapy for cancer［J］. Signal Transduction and Targeted Therapy，2023，8（1）：198.

［7］Megan Li，Kroetz D L. Bevacizumab-induced hypertension：Clinical presentation and molecular understanding［J］. Pharmacology & Therapeutics，2018，182：152-160.

［8］Tianqing C，Jihua C，Baohui H. Current progression of bevacizumab in advanced non-small cell lung cancer［J］. Chinese Journal of Oncology，2018，40（10）：793-800.

［9］Shord S S，Bressler L R，Tierney L A，et al. Understanding and managing the possible adverse effects associated with bevacizumab［J］. American journal of health-system pharmacy：AJHP：official journal of the American Society of Health-System Pharmacists，2009，66（11）：999-1013.

［10］Hack S P，Zhu A X，Wang Y. Augmenting anticancer immunity through combined targeting of angiogenic and PD-1/PD-L1 pathways：Challenges and opportunities［J］. Frontiers in Immunology，2020，11.

［11］Rodrigo，Barbosa，de，et al. Exploring the immunological mechanisms underlying the anti-vascular endothelial growth factor activity in tumors.［J］. Frontiers in immunology，2019，10：1023-1023.

［12］Liu X，Lu Y，Qin S. Atezolizumab and bevacizumab for hepatocellular carcinoma：mechanism，pharmacokinetics and future treatment strategies［J］. Future Oncology（London，England），2021，17（17）：2243-2256.

［13］Garcia J，Hurwitz H I，Sandler A B，et al. Bevacizumab（Avastin® ）in cancer treatment：A review of 15 years of clinical experience and future outlook［J］. Cancer Treatment Reviews，2020，86：102017.

［14］Hurwitz，Herbert，Fehrenbacher，et al. Bevacizumab plus irinotecan，fluorouracil，and leucovorin for metastatic colorectal cancer.［J］. New England Journal of Medicine，2004.

［15］Hurwitz H I，Fehrenbacher L，Hainsworth J D，et al. Bevacizumab in combination with fluorouracil and leucovorin：an active regimen for first-line metastatic colorectal cancer［J］. Journal of Clinical Oncology：Official Journal of the American Society of Clinical Oncology，2005，23（15）：3502-3508.

［16］Sandler A，Gray R，Perry M C，et al. Paclitaxel–Carboplatin Alone or with Bevacizumab for Non–Small-Cell Lung Cancer［J］. New England Journal of Medicine，2006，355（24）：2542-2550.

［17］Seto T，Kato T，Nishio M，et al. Erlotinib alone or with bevacizumab as first-line therapy in patients with advanced non-squamous non-small-cell lung cancer harbouring EGFR mutations（JO25567）：an open-label，randomised，multicentre，phase 2 study［J］. The Lancet. Oncology，2014，15（11）：1236-1244.

［18］Saito H，Fukuhara T，Furuya N，et al. Erlotinib plus bevacizumab versus erlotinib alone in patients with EGFR-positive advanced non-squamous non-small-cell lung cancer（NEJ026）：interim analysis of an open-label，randomised，multicentre，phase 3 trial［J］. The Lancet. Oncology，2019，20（5）：625-635.

［19］Miller K，Wang M，Gralow J，et al. Paclitaxel plus bevacizumab versus paclitaxel alone for metastatic breast cancer［J］. The New England Journal of Medicine，2007，357（26）：2666-2676.

［20］Miles D W，Chan A，Dirix L Y，et al. Phase III study of bevacizumab plus docetaxel compared with placebo plus docetaxel for the first-line treatment of human epidermal growth factor receptor 2-negative metastatic breast cancer［J］. Journal of Clinical Oncology：Official Journal of the American Society of Clinical Oncology，2010，28（20）：3239-3247.

［21］Robert N J，Diéras V，Glaspy J，et al. RIBBON-1：randomized，double-blind，placebo-controlled，phase III trial of chemotherapy with or without bevacizumab for first-line treatment of human epidermal growth factor receptor 2-negative，locally recurrent or metastatic breast cancer［J］. Journal of Clinical Oncology：Official Journal of the American Society of Clinical Oncology，2011，29（10）：1252-1260.

［22］Escudier B，Pluzanska A，Koralewski P，et al. Bevacizumab plus interferon alfa-2a for treatment of metastatic renal cell carcinoma：a randomised，double-blind phase III trial［J］. Lancet（London，England），2007，370（9605）：2103-2111.

［23］Rini B I，Halabi S，Rosenberg J E，et al. Bevacizumab Plus Interferon Alfa Compared With Interferon Alfa Monotherapy in Patients With Metastatic Renal Cell Carcinoma：CALGB 90206［J］. Journal of Clinical Oncology，2008，26（33）：5422.

［24］Wick W，Gorlia T，Bendszus M，et al. Lomustine and Bevacizumab in Progressive Glioblastoma［J］. The New England Journal of Medicine，2017，377（20）：1954-1963.

［25］Burger R A，Brady M F，Bookman M A，et al. Incorporation of bevacizumab in the primary treatment of ovarian cancer［J］. The New England Journal of Medicine，2011，365（26）：2473-2483.

［26］Perren T J，Swart A M，Pfisterer J，et al. A phase 3 trial of bevacizumab in ovarian cancer［J］. The New England Journal of Medicine，2011，365（26）：2484-2496.

［27］Aghajanian C，Blank S V，Goff B A，et al. OCEANS：a randomized，double-blind，placebo-controlled phase III trial of chemotherapy with or without bevacizumab in patients with platinum-sensitive recurrent epithelial ovarian，primary peritoneal，or fallopian tube cancer［J］. Journal of Clinical Oncology：Official Journal of the American Society of Clinical Oncology，2012，30（17）：2039-2045.

［28］Aghajanian C，Goff B，Nycum L R，et al. Final overall survival and safety analysis of OCEANS，a phase 3 trial of chemotherapy with or without bevacizumab in patients with platinum-sensitive recurrent ovarian cancer［J］. Gynecologic Oncology，2015，139（1）：10-16.

［29］Pujade-Lauraine E，Hilpert F，Weber B，et al. Bevacizumab combined with chemotherapy for platinum-resistant recurrent ovarian cancer：The AURELIA open-label randomized phase III trial［J］. Journal of Clinical Oncology：Official Journal of the American Society of Clinical Oncology，2014，32（13）：1302-1308.

［30］Koh W J，Abu-Rustum N R，Bean S，et al. Cervical Cancer，Version 3.2019，NCCN Clinical Practice Guidelines in Oncology［J］. Journal of the National Comprehensive Cancer Network：JNCCN，2019，17（1）：64-84.

［31］Marth C，Landoni F，Mahner S，et al. Cervical cancer：ESMO Clinical Practice Guidelines for diagnosis，treatment and follow-up［J］. Annals of Oncology：Official Journal of the European Society for Medical Oncology，2017，28（suppl_4）：iv72-iv83.

［32］国家卫生健康委.宫颈癌诊疗指南（2022版）［J］.医政医管局，2022.

［33］Tewari K S，Sill M W，Long H J，et al. Improved survival with bevacizumab in advanced cervical cancer［J］. The New England Journal of Medicine，2014，370（8）：734-743.

［34］Tewari K S，Sill M W，Penson R T，et al. Bevacizumab for advanced cervical cancer：final overall survival and adverse event analysis of a randomised，controlled，open-label，phase 3 trial（Gynecologic Oncology Group 240）［J］. Lancet（London，England），2017，390（10103）：1654-1663.

［35］Finn R S，Qin S，Ikeda M，et al. Atezolizumab plus Bevacizumab in Unresectable Hepatocellular Carcinoma［J］. The New England Journal of Medicine，2020，382（20）：1894-1905.

［36］Cheng A L，Qin S，Ikeda M，et al. Updated efficacy and safety data from IMbrave150：Atezolizumab plus bevacizumab vs. sorafenib for unresectable hepatocellular carcinoma［J］. Journal of Hepatology，2022，76（4）：862-873.

［37］Guan Z Z，Xu J M，Luo R C，et al. Efficacy and safety of bevacizumab plus chemotherapy in Chinese patients with metastatic colorectal cancer：a randomized phase III ARTIST trial［J］. Chinese Journal of Cancer，2011，30（10）：682-689.

［38］Zhou C，Wu Y L，Chen G，et al. BEYOND：A Randomized，Double-Blind，Placebo-Controlled，Multicenter，Phase III Study of First-Line Carboplatin/Paclitaxel Plus Bevacizumab or Placebo in Chinese Patients With Advanced or Recurrent Nonsquamous Non-Small-Cell Lung Cancer［J］. Journal of Clinical Oncology：Official Journal of the American Society of Clinical Oncology，2015，33（19）：2197-2204.

［39］Qin S，Ren Z，Feng Y H，et al. Atezolizumab plus Bevacizumab versus Sorafenib in the Chinese Subpopulation with Unresectable Hepatocellular Carcinoma：Phase 3 Randomized，Open-Label IMbrave150 Study［J］. Liver Cancer，2021，10（4）：296-308.

［40］Wu X，Liu J，An R，et al. First-line bevacizumab plus chemotherapy in Chinese patients with stage III/IV epithelial ovarian cancer，fallopian tube cancer or primary peritoneal cancer：a phase III randomized controlled trial［J］. Journal of Gynecologic Oncology，2024，35（5）：e99.

［41］中国临床肿瘤学会指南工作委员会（CSCO）.结直肠癌诊疗指南2024［M］.人民卫生出版社.

［42］National Comprehensive Cancer Network. Rectal Cancer（Version 2.2024）［EB/OL］.［2024-04-30］. https：//www.nccn.org/professionals/physician_gls/pdf/rectal.pdf.

［43］National Comprehensive Cancer Network. Colon Cancer（Version 2.2024）［EB/OL］.［2024-04-30］. https：//www.nccn.org/professionals/physician_gls/pdf/colon.pdf.

［44］Cervantes A，Adam R，Roselló S，et al. Metastatic colorectal cancer：ESMO Clinical Practice Guideline for diagnosis，treatment and follow-up［J］. Annals of Oncology：Official Journal of the European Society for Medical Oncology，2023，34（1）：10-32.

［45］中国临床肿瘤学会指南工作委员会（CSCO）. 非小细胞肺癌诊疗指南2024［M］. 人民卫生出版社.

［46］National Comprehensive Cancer Network. Non-Small Cell Lung Cancer（Version 5.2024）［EB/OL］.［2024-04-22］. https：//www.nccn.org/professionals/physician_gls/pdf/nscl.pdf.

［47］Hendriks L E，Kerr K M，Menis J，et al. Non-oncogene-addicted metastatic non-small-cell lung cancer：ESMO Clinical Practice Guideline for diagnosis，treatment and follow-up［J］. Annals of Oncology：Official Journal of the European Society for Medical Oncology，2023，34（4）：358-376.

［48］中华人民共和国国家卫生健康委员会医政司. 原发性肝癌诊疗指南（2024年版）［J］. 中华肝脏病杂志，2024，32（07）：581-630.

［49］National Comprehensive Cancer Network. Hepatocellular Carcinoma（Version 1.2024）［EB/OL］.［2024-04-08］. https：//www.nccn.org/professionals/physician_gls/pdf/hcc.pdf.

［50］国家卫生健康委员会医政医管局，中国抗癌协会脑胶质瘤专业委员会，中国医师协会脑胶质瘤专业委员会. 脑胶质瘤诊疗指南（2022版）［J］. 中华神经外科杂志，2022，38（08）：757-777.

［51］National Comprehensive Cancer Network. Central Nervous System Cancers（Version 1.2024）［EB/OL］.［2024-03-23］. https：//www.nccn.org/professionals/physician_gls/pdf/cns.pdf.

［52］Weller M，van den Bent M，Preusser M，et al. EANO guidelines on the diagnosis and treatment of diffuse gliomas of adulthood［J］. Nature Reviews. Clinical Oncology，2021，18（3）：170-186.

［53］中国临床肿瘤学会指南工作委员会（CSCO）. 宫颈癌诊疗指南2023［M］. 人民卫生出版社.

［54］National Comprehensive Cancer Network. Cervical Cancer（Version 3.2024）［EB/OL］.［2024-05-05］. https：//www.nccn.org/professionals/physician_gls/pdf/cervical.pdf.

［55］Cibula D，Raspollini M R，Planchamp F，et al. ESGO/ESTRO/ESP Guidelines for the management of patients with cervical cancer -Update 2023［J］. International Journal of Gynecological Cancer：Official Journal of the International Gynecological Cancer Society，2023，33（5）：649-666.

［56］中国临床肿瘤学会指南工作委员会（CSCO）. 卵巢癌诊疗指南2023［M］. 人民卫生出版社.

［57］中华人民共和国国家卫生健康委员会医管局. 卵巢癌诊疗指南（2022年版）［EB/OL］.［2024-05-05］. http：//www.nhc.gov.cn/yzygj/s2911/202204/a0e67177df1f439898683e1333957c74/files/82f8125743a6452fab3304d291a6ecec.pdf.

［58］National Comprehensive Cancer Network. Ovarian Cancer Including Fallopian Tube Cancer and Primary Peritoneal Cancer（Version 2.2024）［EB/OL］.［2024-05-12］. https：//www.nccn.org/professionals/physician_gls/pdf/ovarian.pdf.

［59］González-Martín A，Harter P，Leary A，et al. Newly diagnosed and relapsed epithelial ovarian cancer：ESMO Clinical Practice Guideline for diagnosis，treatment and follow-up［J］. Annals of Oncology：Official Journal of the European Society for Medical Oncology，2023，34（10）：833-848.

［60］中国临床肿瘤学会指南工作委员会（CSCO）. 乳腺癌诊疗指南2024［M］. 人民卫生出版社.

［61］中国抗癌协会乳腺癌专业委员会，中华医学会肿瘤学分会乳腺肿瘤学组，邵志敏. 中国抗癌协会乳腺癌诊治指南与规范（2024年版）［J］. 中国癌症杂志，2023，33（12）：1092-1186.

［62］Gennari A，André F，Barrios C H，et al. ESMO Clinical Practice Guideline for the diagnosis，staging and treatment of patients with metastatic breast cancer［J］. Annals of Oncology：Official Journal of the European Society for Medical Oncology，2021，32（12）：1475-1495.

［63］中国临床肿瘤学会指南工作委员会（CSCO）. 肾癌诊疗指南2022［M］. 人民卫生出版社.

［64］National Comprehensive Cancer Network. Kidney Cancer（Version 3.2024）［EB/OL］.［2024-03-10］. https：//www.nccn.org/professionals/physician_gls/pdf/kidney.pdf.

［65］Ohtsu A，Shah M A，Van Cutsem E，et al. Bevacizumab in combination with chemotherapy as first-line therapy in advanced gastric cancer：a randomized，double-blind，placebo-controlled phase III study［J］. Journal of Clinical Oncology：Official Journal of the American Society of Clinical Oncology，2011，29（30）：3968-3976.

［66］Wei F. Clinical Efficacy and Adverse Reactions of Bevacizumab plus

Radiochemotherapy in the Treatment of Advanced Gastric Cancer［J］. Journal of Oncology，2022，2022：4900037.

［67］张少君，杨洁，廖雪梅，等. 贝伐珠单抗与多西紫杉醇联合5-FU及顺铂化疗治疗晚期胃癌的临床效果［J］. 肿瘤药学，2018，8（6）：4.

［68］舒国亮，侯湘德，黄邵斌. 贝伐珠单抗联合FOLFOX化疗方案治疗晚期胃癌的临床疗效及其安全性［J］. 临床合理用药，2022（33）：70-73.

［69］Van Cutsem E，Vervenne W L，Bennouna J，et al. Phase III trial of bevacizumab in combination with gemcitabine and erlotinib in patients with metastatic pancreatic cancer［J］. Journal of Clinical Oncology：Official Journal of the American Society of Clinical Oncology，2009，27（13）：2231-2237.

［70］中国医师协会肿瘤多学科诊疗专业委员会. 中国恶性胸膜间皮瘤临床诊疗指南（2021版）［J］. 中华肿瘤杂志，2021，43（04）：383-394.

［71］National Comprehensive Cancer Network. Mesothelioma：Pleural（Version 1.2024）［EB/OL］.［2023-11-20］. https：//www.nccn.org/professionals/physician_gls/pdf/meso_pleural.pdf.

［72］中国医药工业信息中心. PDB药物综合数据库［EB/OL］.［2024-11-14］. https：//pdb.pharmadl.com/home.

［73］López R，Salgado M，Reboredo M，et al. A retrospective observational study on the safety and efficacy of first-line treatment with bevacizumab combined with FOLFIRI in metastatic colorectal cancer［J］. British Journal of Cancer，2010，103（10）：1536-1541.

［74］Cheung W Y，Samimi S，Ma K，et al. Real-World Safety and Effectiveness of a Bevacizumab Biosimilar（ABP 215）in Metastatic Colorectal Cancer Patients in Canada［J］. Clinical Colorectal Cancer，2024，23（1）：46-57.e4.

［75］Huang Z，Zhou C，Xiong Y，et al. PD-1 inhibitor versus bevacizumab in combination with platinum-based chemotherapy for first-line treatment of advanced lung adenocarcinoma：A retrospective-real world study.［J］. Frontiers in oncology，2022，12：909721.

［76］Lynch T J，Spigel D R，Brahmer J，et al. Safety and effectiveness of bevacizumab-containing treatment for non-small-cell lung cancer：final results of the ARIES observational cohort study［J］. Journal of Thoracic Oncology：Official Publication of the International Association for the Study of Lung Cancer，2014，9（9）：1332-1339.

［77］Jakobsen J N，Urup T，Grunnet K，et al. Toxicity and efficacy of lomustine and bevacizumab in recurrent glioblastoma patients［J］. Journal of Neuro-Oncology，2018，137（2）：439-446.

［78］Saran F，Chinot O L，Henriksson R，et al. Bevacizumab，temozolomide，and radiotherapy for newly diagnosed glioblastoma：comprehensive safety results during and after first-line therapy［J］. Neuro-Oncology，2016，18（7）：991-1001.

［79］Zhang N，Zheng H，Gao Y，et al. Real-world study of bevacizumab treatment in patients with ovarian cancer：a Chinese single-institution study of 155 patients［J］. BMC women's health，2023，23（1）：178.

［80］Tewari K S，Sill M W，Long H J，et al. Improved survival with bevacizumab in advanced cervical cancer［J］. The New England Journal of Medicine，2014，370（8）：734-743.

［81］李悦，许星莹，魏理，等. 分级诊疗背景下我国单克隆抗体药物的利用分析［J］. 中国药房，2022，33（1）：7.

［82］黄丹雪，王艳. 2020—2022年辽宁省肿瘤医院单抗类靶向治疗药物使用情况分析［J］. 现代药物与临床，2023，38（10）：2584-2588.

［83］国家统计局. 第七次全国人口普查公报（第三号）［R］. 2021.

［84］董恩宏，严越，解亚丽，等. 我国卫生资源配置区域差异化程度及空间分布趋势研究（2009—2020年）［J］. 中国卫生政策研究，2022，15（6）：73-79.

［85］Hendriks L E，Kerr K M，Menis J，et al. Oncogene-addicted metastatic non-small-cell lung cancer：ESMO Clinical Practice Guideline for diagnosis，treatment and follow-up［J］. Annals of Oncology：Official Journal of the European Society for Medical Oncology，2023，34（4）：339-357.

［86］Zhu A X，Blaszkowsky L S，Ryan D P，et al. Phase II study of gemcitabine and oxaliplatin in combination with bevacizumab in patients with advanced hepatocellular carcinoma［J］. Journal of clinical oncology：official journal of the American Society of Clinical Oncology，2006，24（12）.

［87］Socinski M A，Jotte R M，Cappuzzo F，et al. Atezolizumab for First-Line Treatment of Metastatic Nonsquamous NSCLC［J］. The New England Journal of Medicine，2018，378（24）：2288-2301.

［88］Socinski M A，Nishio M，Jotte R M，et al. IMpower150 Final Overall Survival Analyses for Atezolizumab Plus Bevacizumab and Chemotherapy in First-Line Metastatic Nonsquamous NSCLC［J］. Journal of Thoracic Oncology：Official Publication of the International Association for the Study of Lung Cancer，2021，16（11）：1909-1924.

［89］Shubin Chen，Mo W，Jiang W，et al. The benefit and risk of PD-1/PD-L1 inhibitors plus anti-angiogenic agents as second or later-line treatment for patients with advanced non-small-cell lung cancer: a systematic review and single-arm meta-analysis of prospective clinical trials [J]. Frontiers in Immunology, 2023, 14: 1218258.

[90] Zhao Y, He Y, Wang W, et al. Efficacy and safety of immune checkpoint inhibitors for individuals with advanced EGFR-mutated non-small-cell lung cancer who progressed on EGFR tyrosine-kinase inhibitors: a systematic review, meta-analysis, and network meta-analysis [J]. The Lancet Oncology, 2024, 0 (0).

[91] Durbin L, Murali B, Li S, et al. Treatment patterns in advanced/metastatic non-small-cell lung cancer in China: results from the CancerMPact® survey 2021 [J]. Future Oncology, 20 (19): 1319-1331.

[92] Hey S P, Gyawali B, D'Andrea E, et al. A Systematic Review and Meta-Analysis of Bevacizumab in First-Line Metastatic Breast Cancer: Lessons for Research and Regulatory Enterprises [J]. Journal of the National Cancer Institute, 2020, 112 (4): 335-342.

[93] Mo H, Yu Y, Sun X, et al. Metronomic chemotherapy plus anti-PD-1 in metastatic breast cancer: a Bayesian adaptive randomized phase 2 trial [J]. Nature medicine, 2024, 30 (9).

[94] Fan L, Wang Z H, Ma L X, et al. Optimising first-line subtyping-based therapy in triple-negative breast cancer (FUTURE-SUPER): a multi-cohort, randomised, phase 2 trial [J]. The Lancet. Oncology, 2024, 25 (2): 184-197.

[95] Chen T W W, Dai M S, Tseng L M, et al. Whole-Brain Radiotherapy Alone vs Preceded by Bevacizumab, Etoposide, and Cisplatin for Untreated Brain Metastases From Breast Cancer: A Randomized Clinical Trial [J]. JAMA oncology, 2024, 10 (3): 325-334.

[96] Zhang M, Liu J, Liu G, et al. Anti-vascular endothelial growth factor therapy in breast cancer: Molecular pathway, potential targets, and current treatment strategies [J]. Cancer letters, 2021, 520.

[97] Shepherd J H, Ballman K, Polley M Y C, et al. CALGB 40603 (Alliance): Long-Term Outcomes and Genomic Correlates of Response and Survival After Neoadjuvant Chemotherapy With or Without Carboplatin and Bevacizumab in Triple-Negative Breast Cancer [J]. Journal of Clinical Oncology, 2022, 40 (12): 1323-1334.

[98] Yu E mi, Linville L, Rosenthal M, et al. A Contemporary Review of Immune Checkpoint Inhibitors in Advanced Clear Cell Renal Cell Carcinoma [J]. Vaccines, 2021, 9 (8).

[99] Rini B I, Powles T, Atkins M B, et al. Atezolizumab plus bevacizumab versus

sunitinib in patients with previously untreated metastatic renal cell carcinoma（IMmotion151）: a multicentre, open-label, phase 3, randomised controlled trial［J］. Lancet（London, England）, 2019, 393（10189）: 2404-2415.

［100］Motzer R J, Powles T, Atkins M B, et al. Final Overall Survival and Molecular Analysis in IMmotion151, a Phase 3 Trial Comparing Atezolizumab Plus Bevacizumab vs Sunitinib in Patients With Previously Untreated Metastatic Renal Cell Carcinoma［J］. JAMA oncology, 2022, 8（2）: 275-280.

［101］中华人民共和国国家卫生健康委员会医管局. 国家卫生健康委办公厅关于印发肿瘤和血液病相关病种诊疗指南（2022年版）的通知［EB/OL］. ［2024-09-18］. http://www.nhc.gov.cn/yzygj/s7659/202204/a0e67177df1f439898683e133 3957c74.shtml.

［102］Chu T, Lu J, Bi M, et al. Equivalent efficacy study of QL1101 and bevacizumab on untreated advanced non-squamous non-small cell lung cancer patients: a phase 3 randomized, double-blind clinical trial［J］. Cancer Biology & Medicine, 2021, 18（3）: 816-824.

［103］Lu J, Chu T, Liu H, et al. Equivalent efficacy assessment of QL1101 and bevacizumab in nonsquamous non-small cell lung cancer patients: A two-year follow-up data update［J］. Chinese Journal of Cancer Research, 2022, 34（1）: 28-39.

［104］Zhao Z, Zhao L, Xia G, et al. Efficacy and safety of bevacizumab biosimilar compared with reference bevacizumab in locally advanced and advanced non-small cell lung cancer patients: A retrospective study.［J］. Frontiers in oncology, 2022, 12: 1036906.

［105］Lee K D, Chen H H, Wang H M, et al. An open-label safety study of first-line bevacizumab in combination with standard chemotherapy in Chinese patients with metastatic colorectal cancer treated in an expanded access program in Taiwan［J］. Oncology, 2013, 84（5）: 299-304.

［106］Zhou H, Wang Y, Lin Y, et al. Preliminary Efficacy and Safety of Camrelizumab in Combination With XELOX Plus Bevacizumab or Regorafenib in Patients With Metastatic Colorectal Cancer: A Retrospective Study［J］. Frontiers in Oncology, 2021, 11: 774445.

［107］Wang F, Dai G, Deng Y, et al. Efficacy and safety of chemotherapy combined with bevacizumab in Chinese patients with metastatic colorectal cancer: A prospective, multicenter, observational, non-interventional phase IV trial［J］. Chinese Journal of Cancer Research = Chung-Kuo Yen Cheng Yen Chiu, 2021, 33（4）: 490-499.

［108］Meng X, Chen Y, Xing L, et al. PD-1 inhibitor plus chemotherapy versus bevacizumab plus chemotherapy in patients with advanced non-squamous non-small-cell lung cancer: a pooled analysis of three randomised trials [J]. BMJ Open Respiratory Research, 2022, 9（1）: e001294.

[109] Xing P, Mu Y, Wang Y, et al. Real world study of regimen containing bevacizumab as first-line therapy in Chinese patients with advanced non-small cell lung cancer [J]. Thoracic Cancer, 2018, 9（7）: 805-813.

[110] Shi Y, Lei K, Jia Y, et al. Bevacizumab biosimilar LY01008 compared with bevacizumab（Avastin）as first-line treatment for Chinese patients with unresectable, metastatic, or recurrent non-squamous non-small-cell lung cancer: A multicenter, randomized, double-blinded, phase III trial. [J]. Cancer communications（London, England）, 2021, 41（9）: 889-903.

[111] Jost-Brinkmann F, Demir M, Wree A, et al. Atezolizumab plus bevacizumab in unresectable hepatocellular carcinoma: Results from a German real-world cohort [J]. Alimentary Pharmacology & Therapeutics, 2023, 57（11）: 1313-1325.

[112] Ando Y, Kawaoka T, Kosaka M, et al. Early Tumor Response and Safety of Atezolizumab Plus Bevacizumab for Patients with Unresectable Hepatocellular Carcinoma in Real-World Practice [J]. Cancers, 2021, 13（16）: 3958.

[113] Zhang G, Huang S, Wang Z. A meta-analysis of bevacizumab alone and in combination with irinotecan in the treatment of patients with recurrent glioblastoma multiforme [J]. Journal of Clinical Neuroscience: Official Journal of the Neurosurgical Society of Australasia, 2012, 19（12）: 1636-1640.

[114] Arakawa Y, Mizowaki T, Murata D, et al. Retrospective analysis of bevacizumab in combination with ifosfamide, carboplatin, and etoposide in patients with second recurrence of glioblastoma [J]. Neurologia Medico-Chirurgica, 2013, 53（11）: 779-785.

[115] Rivoirard R, Chargari C, Guy J B, et al. Clinical Impact of Bevacizumab in Patients with Relapsed Glioblastoma: Focus on a Real-Life Monocentric SurVey（SV1 Study）[J]. Chemotherapy, 2016, 61（5）: 269-274.

[116] Zhang N, Zheng H, Gao Y, et al. Real-world study of bevacizumab treatment in patients with ovarian cancer: a Chinese single-institution study of 155 patients [J]. BMC women's health, 2023, 23（1）: 178.

[117] Kuo H Y, Khan K A, Kerbel R S. Antiangiogenic-immune-checkpoint inhibitor combinations: lessons from phase III clinical trials [J]. Nature Reviews Clinical Oncology, 2024, 21（6）: 468-482.

［118］Rapisarda A，Melillo G. Overcoming disappointing results with antiangiogenic therapy by targeting hypoxia ［J］. Nature Reviews. Clinical Oncology，2012，9（7）：378-390.

［119］Huang Y，Yuan J，Righi E，et al. Vascular normalizing doses of antiangiogenic treatment reprogram the immunosuppressive tumor microenvironment and enhance immunotherapy ［J］. Proceedings of the National Academy of Sciences of the United States of America，2012，109（43）：17561-17566.

［120］Zhang Z，Yang C，Li L，et al. "γ δ T Cell-IL17A-Neutrophil" Axis Drives Immunosuppression and Confers Breast Cancer Resistance to High-Dose Anti-VEGFR2 Therapy ［J］. Frontiers in Immunology，2021，12：699478.